I0511142

DOCTRINE

MÉDICALE

MATÉRIALISTE

PAR

Charles et Hector JANTET

DOCTEURS EN MÉDECINE.

PARIS

F. SAVY, LIBRAIRE-ÉDITEUR,

24, RUE HAUTEFEUILLE, 24

1866

DOCTRINE MÉDICALE

MATÉRIALISTE.

Tⁿ 5
219.

DOCTRINE

MÉDICALE

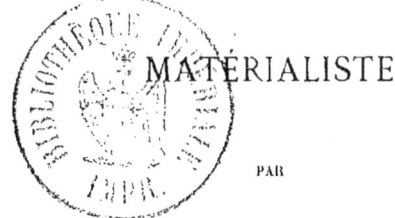

MATÉRIALISTE

PAR

Charles et Hector JANTET

DOCTEURS EN MÉDECINE.

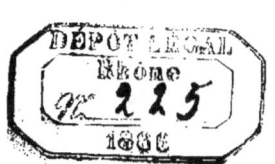

DÉPÔT LÉGAL
Rhône
N. 225
1866

PARIS

F. SAVY, LIBRAIRE-ÉDITEUR,

24, RUE HAUTEFEUILLE, 24

1866

Lyon. — Impr. de V* LÉPAGNEZ, petite rue de Cuire, 10.

INTRODUCTION

L'ouvrage que nous publions renferme trois chapitres. Dans le premier, nous traitons de l'instabilité de la médecine; dans le deuxième, de la nature humaine; dans le troisième, de la maladie. Nous ferons paraître un nouveau travail où nous exposerons successivement l'étiologie, la pathologie et la thérapeutique, telles qu'elles doivent découler d'une doctrine anthropologique basée non point sur des fictions, mais sur l'étude de la nature humaine, sur la connaissance préalable de l'organisme considéré dans ses rapports avec les modificateurs extérieurs, les milieux.

Étudier et synthétiser, observer et comparer,

abstraction faite de toute espèce de notions absolues, c'est-à-dire indémontrables, les unes imposées par la foi, les autres surgies de l'imagination,
est le meilleur moyen, le guide le plus sûr pour
porter un jugement sain et impartial sur de grandes questions biologiques qui ont captivé, pendant
tant de siècles, l'esprit des plus illustres penseurs.

En prenant pour règle unique de nos appréciations médicales la stricte et véridique interprétation des données anatomiques et physiologiques,
nous espérons ne point errer ; mais, ce dont nous
sommes convaincus à l'avance, c'est qu'en nous
dévoilant au grand jour, en combattant ouvertement et sans ménagement les notions théologiques, nous ne recueillerons rien de bon, surtout
à une époque où les préjugés autoritaires et légendaires exercent tant d'empire sur les intelli-
gences, où la liberté est sacrifiée à l'automatisme
le plus détestable. Le père de la médecine a pu
proclamer impunément le οὐδὲν ἄνευ φύσιος γίγνεται,
s'élever avec indignation contre les charlatans,
les thaumaturges, les faiseurs de miracles, nier la
surnaturalité, repousser la Providence, afficher
hautement le matérialisme. C'est que ce grand
homme vivait au siècle de Périclès, dans un âge
de liberté que n'ont point connu les nations mo-

dernes, qui se traînent à la remorque des notions judaïques.

Aussi, les personnes qui nous liront ne manqueront pas de nous adresser un grave reproche : celui de rejeter le spiritualisme, de mettre de côté la Providence, d'être matérialistes ; et l'on sait tout ce que renferme d'injurieux une telle épithète dans un siècle de spiritisme et d'absolutisme. Les uns le feront avec bienveillance, avec la douleur de ne point nous voir partager des notions spiritualistes qui font supporter tant de maux et allègent le cœur du poids de tant de turpitudes ; les autres avec cette méchanceté de sacristie, cette acrimonie de gendarmerie sacerdotale, signes caractéristiques de la croyance imposée. Après tout, qu'importe ; en tout et partout nous avons préféré la ligne droite à la ligne courbe. Exhaler nos pensées, épancher nos idées, les communiquer, est pour nous une grande satisfaction. D'ailleurs, l'homme serait-il mis uniquement au monde pour boire, manger, procréer ; en un mot, végéter comme le dernier des zoophytes? Ne pourrait-il pas librement manifester sa pensée, sans s'attirer la haine des uns, la calomnie des autres? Mais, ce serait à se voiler la face, à faire battre ses carotides comme deux soufflets de forge. Alors, qu'on abêtise l'espèce humaine, qu'on crétinise les hommes, on leur rendra un grand service; car, si l'ignorant se plie à tout, se résigne comme un automate, le civilisé ne le peut pas. On ne parle que d'instruire la nation; on réclame l'instruction gratuite et obligatoire; on voudrait voir l'ignorance disparaître à jamais. Mais développer les facultés intellectuelles et empêcher de les exercer, instruire les hommes pour se taire et ruser, quelle inconséquence, quelle diplomatie infernale! C'est un supplice cent fois pire que celui de Tantale. Quand comprendrons-nous une fois pour toutes que chaque organe a une fonction à remplir : le cœur comme l'estomac, le poumon comme l'encéphale? On aurait pitié d'un malheureux qui manque de pain; on gémit de voir tant d'honnêtes et laborieux travailleurs privés d'habitations spacieuses où pénètre un air pur, la lumière bienfaisante. On réclame l'aisance, le bien-être pour le prolétaire. Ce qu'on fait pour les organes de la vie végétative, pourquoi ne pas le réaliser pour l'organe de la vie sociale? Le cerveau serait-il inférieur à l'estomac, l'intelligence à la digestion, la sociabilité à la végétalité? C'est triste à penser, et cependant cela est, se voit tous les jours. L'homme qui a faim, qui est en haillons, on cherche à améliorer son sort, et l'on fait bien, et ce n'est que justice ; mais celui qui a soif et faim de vérités, qui veut épancher ses idées, ouvrir son cœur, est bafoué, vilipendé, traité en paria, si son cerveau a l'audace d'apprécier les notions ontologiques sous un autre jour que celui de nos autoritaires théologues et politiques. Au souffreteux la bienveillance, la charité ; à l'humble penseur, la persécution parfois, la calomnie toujours.

« Où est le péril? il est dans la perversion des doctrines. Il est une école qui nie Dieu, qui nie la vie future, l'immortalité de l'âme, qui entraîne la jeunesse par ses déductions matérielles et corruptrices. Voilà ce qui déprave un peuple ; voilà ce qui amène les révolutions, malgré tous les efforts et toute la sollicitude du gouvernement. » (Discours de Monseigneur le cardinal de Bonnechose. Sénat, 1865.) »

De quelle école matérialiste et corruptrice avez-vous voulu parler, monseigneur? Sans aucun doute, de la doctrine positive. Les lauriers de votre excellent frère en Jésus-Christ, du très-charitable monseigneur Dupanloup, vous empêchaient de dormir. Ce que ce bon monsieur avait fait à l'Académie française au sujet de l'illustre traducteur des œuvres d'Hippocrate, vous étiez heureux de le réaliser en plein Sénat. Oui, monseigneur, vous avez raison de vous élever contre la philosophie positive qui sape les bases de votre théocratie ; ce n'est pas nous qui oserions vous blâmer. Nous aimons ceux qui avouent hautement leurs opinions ; nous avons en aversion les hommes de ruses, de mensonges ; seulement nous vous reprocherons de vous servir d'expressions injurieuses à l'égard de penseurs éminents qui certes ne les méritent pas. Insulter n'est pas répondre.

Mais qu'attendre d'une secte théocratique orgueilleuse et dominatrice, dont les apôtres privilégiés n'ont jamais vécu que de l'ignorance et de la sotte crédulité des peuples ! La doctrine matérialiste serait corruptrice, immorale. En quoi ? Enseigne-t-elle le mépris de la civilisation, anathématise-t-elle le progrès, donne-t-elle comme prix d'un séjour céleste la misère, l'ignorance, la servitude ? A-t-elle jamais fait couler le sang humain pour asseoir ses principes ; s'est-elle servi du glaive, du mensonge, du parjure pour abrutir et régenter les nations ? Ce n'est pas la doctrine matérialiste qui trônait aux temps des Henris et des Louis de France ? Ce n'est pas elle qui a fait monter sur le bûcher plus de deux cent mille aliénés sous le seul règne de François Ier, un immonde lépreux vérolé jusqu'aux os ? Ce n'est pas elle qui a fait la Saint-Barthélemy, les dragonnades, les massacres des Albigeois, les guerres de religion ? Ce ne sont pas des matérialistes qui ont fait de l'histoire le martyrologe des peuples. Et aujourd'hui, sont-ce des matérialistes qui ont fait verser à flots le sang américain pour défendre et conserver l'esclavage ? Sont-ce des matérialistes qui le maintiennent au Brésil, dans l'île de Cuba ? Est-ce un matérialiste, ce Maximilien d'Autriche qui fait passer sans jugement par les armes les patriotes mexicains qui ont le seul tort, comme tant de patriotes italiens fusillés par la soldatesque de François d'Autriche, de vouloir la délivrance de leur patrie ? Non, la doctrine matérialiste n'est ni immorale, ni corruptrice. Loin de prêcher l'ignorance, la misère, la haine, l'oppression, les massacres, les pendaisons, sa devise est connaître, aimer et servir. Les doctrines immorales et corruptrices qui dépravent les peuples et les jettent dans la dégradation la plus profonde (pourquoi n'avoir pas le courage de le proclamer, lorsqu'on en est convaincu, lorsque c'est l'exacte vérité), ce sont celles qui préfèrent l'ignorance au savoir, l'indigence à l'aisance, la mendicité au travail; ce sont ces doctrines ultra-

montaines qui donnent le jour à des encycliques,
des syllabus, des allocutions où le souverain Pon-
tife prodigue les éloges les plus flatteurs aux
jésuites, où il maudit la civilisation et déverse les
épithètes les plus outrageantes, les plus triviales
sur les libres-penseurs.

Ah ! monseigneur de Bonnechose, si nous n'a-
vions pas été au XIX° siècle, que de sang aurait été
répandu pour quelques hectares de terrain enlevés
à la papauté. A la voix de quelque S. Bernard,
comme les princes stimulés par l'esprit religieux
de leurs vertueuses et intelligentes princesses, se
seraient levés et auraient marché au secours du
successeur de S. Pierre. Les Louis et les Louises,
les François et les Françoises, les Henris et les Hen-
riettes n'auraient pas laissé échapper une aussi
belle occasion pour bien mériter aux yeux de
l'Éternel et obtenir une des premières places auprès du Roi des rois. On aurait vu se produire
tout autre chose qu'un ridicule Castelfidardo, *cette
infamie sur laquelle on doit jeter un voile* (Oraison
funèbre de Lamoricière, par monseigneur Dupanloup). Ce que Pimodan faisait aux Grottes, Schmitz
à Pérouse, se serait accompli sur une large surface. Ni les soldats, ni les grands capitaines n'auraient manqué ; le sang humain aurait coulé à

flots, comme au temps des Grégoire VII et des
Henri IV d'Allemagne, *sauf à Dieu de reconnaître
les siens*.

Heureusement toutes les scènes d'horreur du
moyen-âge ne se renouvelleront plus, et cela grâce
uniquement au savoir. Ce n'est certes pas le désir
de délivrer la papauté, de sauvegarder le domaine
temporel du pape qui manque à certains princes
et à certaines princesses. Isabelle-Patrocinio,
François d'Autriche et tant d'autres têtes au-
gustes voudraient assez montrer leur amour pour
le pouvoir de Pie IX ; mais la civilisation, le
progrès est là pour mettre une entrave à leurs
projets. Aujourd'hui, monseigneur et les vôtres,
vous en êtes forcément réduits à prescrire des ju-
bilés, à quêter, à recevoir des aumônes, à lancer
des mandements, à produire des encycliques, des
syllabus ridicules, à prononcer des oraisons funèbres où la sonorité des mots se mêle trop souvent
à la trivialité des termes ; et encore quand vous
voyez que vous êtes allés trop loin dans vos attaques violentes, quand vous vous apercevez que
vous avez trop froissé l'opinion publique, vous tâ-
chez d'amoindrir vos torts ; vous mettez une sour-
dine à vos déclarations emphatiques ; de serpents
vous devenez colombes.

Vous parlez de révolution, M. l'ex-procureur de Bonnechose, et vous appelez toute l'attention, toute la sollicitude du gouvernement sur la doctrine matérialiste qui l'amènera malgré les précautions des gouvernants. Savez-vous bien, monseigneur, ce qu'est la révolution, mot très-simple à définir, épouvantail des niais et si habilement exploité par la gent mitrée et césarienne? Est-ce le pillage, le meurtre, l'incendie, la spoliation des biens? Les révolutionnaires sont-ils des hommes pratiquant la charité comme le faisaient les Apôtres envers Ananias et Saphira? Les hommes du droit divin qui vivent de l'ignorance et de la misère des nations, qui voudraient faire de l'espèce humaine un vil troupeau de ouistitis, peuvent l'affirmer dans des moments où ils voient leur pouvoir crouler. Il suffit de réfléchir sans préjugés, sans toutes ces idoles de l'enfance et de théâtre si énergiquement repoussées par Bacon, pour voir que la révolution est un mot exprimant l'obtention brusque, soudaine, malheureusement trop souvent sanglante, fratricide de réformes religieuses et politiques réclamées par les nations et obstinément refusées par les gouvernements du droit divin dont elles affaibliraient le pouvoir. Il est si doux de dominer, de commander en maître absolu ! La révolution ne date ni d'hier, ni d'aujourd'hui, comme les hommes de la théocratie voudraient le faire croire; elle est vieille comme le monde.

Nous comprenons mieux que personne les invectives des hommes du droit divin contre la révolution; nous saisissons très-bien qu'ils l'aient en horreur en songeant à tous les privilèges qu'elle leur a enlevés. Aussi, nous ne blâmons point monseigneur de Bonnechose de s'élever contre elle. Il a l'intuition de ce qu'elle fera dans l'avenir; il prévoit ce qu'elle amènera forcément : la séparation de l'Église et de l'état, l'abolition du budget des cultes. Sans la crainte de se voir enlever leur salariat gouvernemental, de voir la ruine complète de leur domination terrestre, ces gens-là qui font de notre planète une vallée de larmes n'auraient jamais élevé la voix contre la révolution.

Vous dites que la révolution avance malgré tous les efforts des gouvernements. Ceci est très-vrai, et vous avez grandement raison de le proclamer. Oui, la révolution avance et à pas rapides dans toutes les contrées où l'on ne fait pas droit aux aspirations progressives des nations; elle avance surtout à Rome. La papauté aura beau

s'entourer de troupes mercenaires pour opprimer
le peuple romain, elle aura avant peu à compter
avec la révolution. Vous savez mieux que personne que les Charles, les Louis, les Henris, les
François de France n'ont pu arrêter la marche
progressive de l'humanité ; et cependant ils n'ont
pas reculé devant les moyens les plus barbares.
Rien n'a pu venir à bout des révolutionnaires.
Aujourd'hui, pourquoi penseriez-vous en finir
avec la révolution. Ce qui pourrait l'arrêter, amener le progrès sans sang, sans larmes, c'est la bonté
du cœur, cette charité qui porte les hommes à
s'aimer, à se traiter en frères, à se secourir, à laisser à chacun sa liberté de penser, à favoriser le
développement de ses facultés intellectuelles et
physiques, mais à ne point insulter d'honnêtes
personnes, à les traiter d'êtres immoraux et corrupteurs, parce qu'elles pensent autrement que
vous.

Vous n'en voulez pas de cette charité ; vous pré-
férez à la libre discussion, au libre examen la raison d'état ; vous gémissez de voir que les délégués
terrestres de la Providence ne puissent pas arrêter la révolution ; vous appelez sur nos têtes la
force. Aveugles que vous êtes ! vous ne savez donc
pas que Guttenberg, le vrai Messie de l'humanité,

a paru sur notre planète? Pour réussir, il vous faudrait briser les presses, brûler les livres, les bibliothèques dans l'ancien et le nouveau monde. Vous ne le pouvez pas; alors taisez-vous. Oh! non, ne vous taisez pas, criez plus fort. Vos gestes, vos injures, vos appels au bras séculier doivent servir de grand enseignement, de grande leçon à ceux qui rêvent encore une alliance possible entre la sacristie et la liberté.

Alliance! Oui, dans des jours révolutionnaires où les serpents sont effrayés, où les apôtres de la théocratie sont obligés de jouer à l'agneau, de se faire colombes; mais que l'absolutisme ressaisisse le pouvoir, la scène change complètement : le masque tombe, les colombes s'envolent; il ne reste que des vipères d'autant plus irritées, plus méchantes qu'elles ont eu peur.

Monseigneur de Bonnechose, permettez-nous de vous le dire, malgré toute la déférence que nous avons pour votre excellence sénatoriale et cardinalisée : vous n'êtes pas très-tolérant, très-miséricordieux. Dans une assemblée nationale, le lendemain d'une révolution, vous auriez certainement tenu un tout autre langage, nous en sommes convaincus. Ce qui nous le prouve, c'est un passé récent. Après février, vos frères politiques et théologues n'élevaient pas la voix contre la révolution ; ils acclamaient quatorze fois la république ; ils bénissaient les arbres de liberté, appelaient la protection de Jéhovah sur une constitution qu'une grande nation s'était librement donnée ; les gazettes dévotes ouvraient des souscriptions en faveur des blessés de février. C'était, n'est-ce pas, monseigneur, un autre temps ; et autre temps, autre manière de pérorer et d'agir. Votre conduite peut surprendre des gens irréfléchis ; cependant elle est des plus rationnelles, logiquement déduite des principes que vous professez. Princes de l'église catholique et romaine, vous devez suivre forcément en tout et partout le fameux précepte : *estote simplices sicut columbæ, duplices sicut serpentes ;* précepte affreux quoique évangélique.

Avant messeigneurs Dupanloup et de Bonnechose, le calviniste Guizot avait déjà formulé une accusation aussi inepte et aussi dépourvue de fondements contre l'école positive, car il faut en convenir, si l'ultramontanisme est la tête de la théologie révélée, toutes les sectes dissidentes en sont la queue. Malheur à celui qui ne veut ni de la tête ni de la queue, qui rejette sans pitié le principe théologique. Comme des vipères irritées, luthériens, calvinistes, gallicans, ultramontains, un instant désunis pour des affaires de prééminence, se liguent et se retournent comme un seul homme contre les téméraires qui osent repousser des notions absolues automatisant l'espèce humaine et procurant à ses bergers honneurs, titres et rubans.

Dans ses *Mémoires*, tome III, pages 125 et suivantes, parlant de son entrevue avec Auguste Comte, M. Guizot écrit : « J'avais quelque peine en l'écoutant à ne point m'étonner qu'un esprit si vigoureux fût borné au point de ne pas entrevoir la nature, ni la portée des faits qu'il maniait ou des questions qu'il tranchait, et qu'un caractère si désintéressé ne fût pas averti par ses sentiments, moraux malgré lui, de l'immorale fausseté de ses idées. C'est la conséquence du matérialisme mathématicien. Je ne tentai pas de discuter avec M. Comte. Sa sincérité, son dévouement, son aveuglement m'inspiraient cette estime triste qui se réfugie dans le silence. Il m'écrivit quelque temps après pour me renouveler sa demande de la chaire de l'histoire des sciences, dont la création lui semblait indispensable pour la science et la société. Quand j'aurais jugé à propos de la faire créer, je n'aurais certes pas songé à la lui donner. »

Ainsi, les idées d'Auguste Comte sont taxées d'immorale fausseté, parce que ce philosophe rejetait les notions théologiques. Qu'on nous permette de l'écrire : une telle accusation annonce impéritie ou un mauvais naturel. Les idées qu'on doit taxer d'immorale fausseté, ce sont celles qui consacrent providentiellement des événements détestables et font de la morale une affaire de boutique, de commandements, à la merci d'êtres aussi orgueilleux qu'intolérants. Vous n'auriez pas donné la chaire de l'histoire des sciences au fondateur du positivisme, si vous aviez jugé à propos de la faire créer; à qui l'auriez-vous accordée? A des hommes imbus de vos notions théologiques, bibliques; et aujourd'hui, avec les Falloux, les Riancey, les Montalembert, vous parlez de liberté !

Si M. Guizot avait brisé avec les notions judaïques, il aurait eu une conduite politique bien différente : il n'aurait pas légitimé divinement, par le seul fait de leur réussite et de leur durée, des actes à jamais flétrissables. Il aurait repoussé la doctrine des faits accomplis, doctrine impie, exécrable, légitimant la trahison, le parjure et l'assassinat, automatisant l'humanité aux plus grands avantages de ses oppresseurs et au nom de la divinité; il ne se serait pas roidi avec une opiniâtreté superbe,

et à tous points de vue condamnable, contre une
réforme politique qui ennoblit l'espèce humaine,
la rachètera d'un séculaire et honteux esclavage ;
réforme la plus légitime de toutes, amenée par le
savoir, réclamée par la nation. Avec quelques concessions il aurait prévenu l'effusion du sang français au 24 février. Ses disciples qu'il inspirait
ne se seraient pas ensuite ligués avec d'autres
jésuites pour saper par la calomnie d'abord, les
persécutions ensuite, une forme gouvernementale
qu'ils avaient acclamée. Mais, c'était un rhéteur
d'autant plus à redouter que sa règle de conduite
était tout entière basée sur les dogmes implacables de la Genèse. Autoritaire en théologie, il
devait l'être en politique. Il devait agir à l'égard
des hommes réclamant le suffrage universel,
comme il agit à l'égard des positivistes et des protestants libéraux. Aujourd'hui cet ex-ministre, si
hautain envers les membres de l'opposition parlementaire ; cet homme, qui, s'il ne pouvait imiter Calvin d'exécrable mémoire, leur jetait à la
face ces expressions outrecuidantes dignes d'un
tonsuré : Vos injures n'atteindront pas à la hauteur de mon dédain ; cet orateur égoïste de Lisieux qui répondait à M. Garnier-Pagès s'écriant :
le jour du suffrage universel arrivera : « Il n'y a

point de jour pour le suffrage universel. Le principe du suffrage universel en soi-même est si absurde qu'aucun de ses partisans même n'ose l'accepter et le soutenir tout entier. » (*Moniteur*, 27
mars 1846). Cet écrivain qui n'a rien su faire,
rien su prévoir, en voulant tout faire, tout prévoir, emploie ses dernières années à écrire, aux
grands applaudissements de la gent cléricale, des
méditations sur l'essence de la théologie des antiques Beni-Israël, à prouver l'action providentielle
sur les évènements historiques, à tracer ces lignes
pleines d'onction et dont doivent être fiers les
derniers suppôts de la tyrannie et le dernier des
séminaristes : « Nous avons pleinement foi à l'ins-
piration divine et surnaturelle des Livres Saints,
ainsi qu'à l'action surnaturelle de Dieu dans le
gouvernement du monde. »

Que cet ex-ministre n'a-t-il toujours eu des
discussions avec le fils Athanase Coquerel ! Que ce
délégué de la Providence ne s'est-il uniquement
occupé des questions de théologie ! il n'aurait
point compromis le progrès qui avançait à pas de
géant, sans déchirement, sans larmes et sans
sang, larmes et sang que n'aurait point fait verser
une morale basée sur le savoir et non sur des fictions théologiques.

Vous avez toujours été heureux, M. Guizot. Vous n'avez jamais souffert, si ce n'est le jour où le pouvoir vous a échappé. Vous faites bien d'espérer une vie d'outre-tombe, où certainement le Très-Haut vous récompensera largement de vos actes politiques. Qui sait ! Dieu, dont les desseins sont si impénétrables et les voies si mystérieuses, vous accordera-t-il une des premières places dans le séjour céleste, pour la manière évangélique dont vous avez conduit, dirigé une partie du bétail humain confié à vos soins par sa divine Providence. Vous siégerez sur un des premiers gradins du trône du Roi des rois, entre les anges, les archanges, les séraphins ; car dans le gouvernement d'outre-tombe, la même hiérarchie existe qu'ici-bas. Tout est si bien connu là-haut ! Peut-être vous assiérez-vous à côté du vertueux et innocent David, du savant et pudique Salomon, des Isaac et des Abraham. Quant à nous mécréants, impies, révolutionnaires, êtres immoraux et corrupteurs, ne voulant ni dominer ni commander, aspirant à être libres, à pouvoir exercer sans contrainte nos facultés intellectuelles, à vivre de notre humble travail, nous aurons la juste punition de ce que nous aurons bien mérité. Après avoir été qualifiés d'épithètes plus injurieuses les unes que les autres

et que seuls nos Zébédées modernes savent prodiguer avec l'atticisme, la bienveillance, la charité
qui caractérisent nos théologues, nous serons mau-
dits éternellement pour avoir osé contester vos
prétentions autoritaires, avoir voulu fonder la
morale sur le travail et le savoir. Nous irons en
enfer où nous serons brûlés et rongés par des vers.
Il est vrai que nous serons en nombreuse compagnie, l'antiquité tout entière ayant été damnée,
sauf le peuple chéri de Dieu, les tribus des illustres
Beni-Israël. Si vous aurez le privilège de vous entretenir avec S. Ignace, S. Dominique, deux
beaux types humanitaires, nous aurons le plaisir
de nous retrouver avec Platon, Socrate, Aristote,
Hippocrate, des mécréants antiques, surtout ce
dernier qui, proclamant en médecine le οὐδὲν ἄνευ
φύσιος γίγνεται, a flagellé d'une manière si énergique les thaumaturges, les faiseurs de miracles se
voilant du manteau de la divinité pour abriter
leur ignorance et tromper le monde. Mais, réflexion faite, vous n'irez pas au ciel, M. Guizot.
Là-haut, les calvinistes ne seront pas mieux par-
tagés que les révolutionnaires. Vous tomberez
entre les mains du diable et de ses diablotins,
car hors de l'Église pas de salut. M. Thiers ira au
ciel, car il est catholique; c'est lui qui va rire de

vous voir entre les mains de Lucifer et des diablotins. Pour éviter l'enfer, vous devriez embrasser la théologie romaine. Quel accueil les catholiques vous feraient! avec quelle joie immense ils
verraient revenir au bercail une brebis trop longtemps égarée. Votre conversion comblerait de joie
le bon pasteur du troupeau, le miséricordieux
Mastaï dont l'âme si pure, si évangélique s'est élevée énergiquement contre les fusillades des Roma-
gnes, les pendaisons d'Arad. Allons, maître illustre, laissez-vous faire. Jetez de côté tout scrupule,
toute fausse honte. Si Paris vaut une messe, le
ciel vaut bien un acte de repentir. Vous êtes déjà
bien vu du parti ultramontain; vous le serez davantage le jour où vous aurez abjuré le calvi-
nisme. D'ailleurs, le temps n'est-il pas aux con-
versions? M. Cousin n'est-il pas rentré dans le
giron de l'église romaine? M. Thiers ne prend-il
pas en main la défense des vaincus de Castelfidardo? ne prononce-t-il pas leur éloge en pleine
Assemblée législative? Dupin aîné, le pourfendeur
du jésuitisme, n'a-t-il pas élevé une chapelle à
Marie? Et Cormenin!... Nous ne pouvons achever; la plume nous tombe des mains chaque fois
que ce nom revient à notre esprit.

La meilleure réponse aux attaques des ultra-

montains, des calvinistes, luthériens, gallicans,
de toute cette meute politico-théocratique qui ne
vit que des ruines de la liberté, serait peut-être le
silence. Mais le silence! comment le garder en face
d'accusations aussi ineptes, d'injures aussi triviales!
Ne faire que le bien, vivre honnêtement de son travail et se voir insultés de la manière la plus outra-
geante, n'y a-t-il pas de quoi révolter l'âme la plus
phlegmatique? On nous qualifie d'êtres immoraux
et corrupteurs, parce que nous avons brisé avec la
théologie! Mais à quel principe théocratique faut-
il donc se rattacher? Quelle providence devons-
nous invoquer? A quel dieu devons-nous sacrifier,
rendre hommage? au dieu de Luther, de Calvin,
de monseigneur de Mérode? Si encore ces gens
qui trafiquent des idées spiritualistes, s'en servent
pour régenter le ciel et opprimer la terre, étaient
d'accord! mais non; autrefois ils en venaient aux
mains; ils faisaient verser à flots le sang humain;
le massacre était à l'ordre du jour; rien n'était
respecté : ni l'âge, ni la famille. Et pourquoi? Pour
des misérables questions de sacristie. Aujourd'hui,
s'ils ne peuvent s'entre-déchirer, ils se détestent,
se haïssent, quoiqu'ils disent le contraire, et de
cette haine que seules peuvent faire naître les
dissensions théologiques. S'ils sont unis dans les

académies et ailleurs, s'ils se donnent un baiser
Lamourette, c'est qu'ils ont peur de la révolution. Leur union est éphémère, aussi éphémère,
aussi fortuite que celle des membres de la rue de
Poitiers, de sinistre mémoire. Elle est commandée
par les circonstances. L'impiété domptée, le terrain déblayé, la lutte recommencerait; le feu
couve sous la cendre. Mais cette lutte sanglante
ne recommencera pas; nous en avons pour garants
les merveilleux progrès de la civilisation.

Une fois pour toutes, il faudrait avoir des yeux
pour voir, des oreilles pour entendre, un cerveau
pour apprécier judicieusement les faits et juger
impartialement ces hommes, leur enlever ce masque théologo-autoritaire qui les rend si grands aux
yeux de ceux qui ne réfléchissent point et décer-
nent le blâme ou l'éloge automatiquement, par
habitude. Sans des circonstances accidentelles,
fortuites, tous ces prétendus grands hommes, tous
ces ministres, tous ces êtres providentiels seraient
passés inaperçus et, qui plus est, chaque jour est
là pour l'attester, ils auraient eu une toute autre
manière d'envisager les évènements historiques;
car ce n'est pas le savoir qui leur sert de règle de
conduite, l'humanité de but, mais des sophismes,
l'intolérance religieuse et des ambitions mesqui-

nes à satisfaire. Imbus des notions théologo-métaphysiques, ils sacrifient volontiers à tout pour
atteindre leur but : à Jupiter, à Jéhovah et à Baal,
à la tyrannie et à la liberté. Ils se proterneraient
tour à tour devant l'arche, le serpent d'airain ou
le veau d'or. Ils feraient l'éloge de Jésus, mau-
diraient Caïphe et Judas, et trouveraient des ex-
cuses pour Anytus. S'ils sont heureux, titrés, ru-
bannés, maîtres, ont places et honneurs, tout le
monde doit être content. Les peuples seraient bien
coupables de récriminer, de se plaindre de messies tenant le gouvernail des mains mêmes de la
Providence, messies faisant leur bonheur ici-bas
et leur préparant royalement, théocratiquement
les voies du salut éternel. Aussi, les révolutions
qui troublent le monde, malgré toutes les précautions, toute la sollicitude des gouvernements,
sont-elles suscitées d'abord par des doctrines per-
verses, immorales, corruptrices et ensuite accom-
plies par la lie des nations, par une vile populace
belle à voir sur les champs de bataille, comme
l'écrivait l'homme des lois de septembre. Elle est
sublime alors, digne des plus grands éloges ; car,
ne vous y trompez pas, chair à canon elle sert d'ho-
locauste, de sacrifice expiatoire pour réaliser les
voies si mystérieuses, si impénétrables du maître

des armées. Le but seul justifie les épithètes. Dans
un moment spontané, le peuple veut sortir de
son oppression, de son avilissement : vile populace,
qu'on doit mitrailler sans pitié. Le peuple meurt
sur les champs de bataille ; nation de braves, types
de héros, sur lesquels le dernier des suppôts de
l'absolutisme versera ses fleurs de rhétorique,
quelquefois ses larmes de crocodile. O farceurs ! et
la comédie s'est jouée et se jouera longtemps encore pour le malheur de l'humanité qui ne veut
point être trompée, quoi qu'en dise M. Renan,
mais qui est dupe de l'ambition de quelques hommes, par le seul fait de son ignorance, ignorance
ne lui permettant pas de comprendre que si

« Les mortels sont égaux, ce n'est pas la naissance,
« Mais la seule vertu qui fait leur différence. »
                                        (VOLTAIRE.)

M. Littré a bien eu raison de protester contre
les paroles de l'orateur de Lisieux, et d'écrire :
« Je dois à M. Comte, à moi et à tous ceux
qui mettent leur moralité en dehors de toutes
les conditions théologiques, de ne pas laisser
sans réponse la phrase où M. Guizot stigmatise
d'immorale fausseté de telles doctrines. S'il est
philosophiquement vrai que les sociétés n'ont de
souffle moral que par le principe théologique, il

sera vrai historiquement que plus ce principe prévaut, plus la moralité doit être élevée, et récipro-
quement que plus ce principe perd de sa puissance, plus la moralité doit se dégrader. Là est
l'épreuve et la contre-épreuve. » (*Vie d'Auguste
Comte*, p. 217.)

Eh bien! qu'on fasse impartialement cette é-
preuve et cette contre-épreuve, on verra que le
principe théologique déclinant, la moralité a grandi
dans des proportions toujours égales à la conscience
qu'ont eu les hommes de leur dignité personnelle.
Sans parler des âges écoulés qui nous donneraient
mille fois raison, qu'on jette les yeux sur l'Afrique,
l'Asie, la Turquie. Là, la théocratie y trône en maîtresse absolue, n'ayant rien à craindre des révolutionnaires venant troubler l'heureuse domination
des gouvernants, des mandataires du Très-Haut.
Dans quel avilissement, dans quelle dégradation
intellectuelle ne sont-elles pas plongées les populations soumises aux théocrates de Stamboul, de
Tripoli, du Maroc, du Turkestan, d'Yeddo et de
Pékin. Nos théologues, race raisonneuse par excellence, qui ont réponse à tout, à propos de tout,
lorsqu'il s'agit de prouver l'efficacité de leur charte
chrétienne, ne manquent pas de dire : Oui, la misère, l'ignorance règnent en Afrique, en Asie, en

Turquie, mais la faute en est au boudhisme, à l'islamisme. Le jour où l'Afrique, l'Asie, la Turquie seront évangélisées, où le principe théologique ultramontain aura remplacé le culte de Boudha, de Mahomet, ce jour-là le changement sera radical. Le jour succèdera à la nuit, la lumière dissipera les ténèbres ; à la méchanceté succèdera la charité, à la haine l'amour, à l'oppression la liberté, à l'ignorance le savoir ; en un mot, à la barbarie la civilisation.

Tout ceci est bien dit. Il faudrait d'abord prouver que les nations les plus morales sont celles où les maximes évangéliques sont appliquées dans toute la rigueur ; montrer que partout où prévaut la charte catholique la moralité a grandi ; que Rome, la cité-reine de la théocratie révélée, est la métropole du savoir, du travail, de l'aisance, de la charité. Mais les faits sont des faits, et ils contredisent vos paroles. Ils attestent à Rome, à Naples, en Sicile, en Espagne, au Mexique, que vous préférerez toujours la domination à la liberté, la tyrannie à la souveraineté populaire, la servilité à la dignité humaine, l'ignorance au savoir, la haine à l'amour, la calomnie à la vérité, la persécution à la charité.

Vous nous accusez de propager des doctrines

corruptrices; vous taxez nos idées d'immorale fausseté. Ah! vénérables frères en Jésus-Christ, la pou-
tre que vous avez dans l'œil vous empêche de voir
clair, ou plutôt la lumière vous éblouit, comme le
soleil étourdit le hibou. Voyons : est-ce en Suisse
où des bandits seraient protégés comme ils le sont
à Rome? Est-ce en Allemagne où la paternité serait foulée aux pieds, où des enfants seraient
enlevés subrepticement pour leur appliquer vos
topiques théologiques? Est-ce en France où des
protestants seraient envoyés aux galères comme
dans la catholique Espagne, sous Isabelle-Patrocinio? Est-ce en Chine, en Turquie où il existe des
spectacles sanglants où des créatures vivantes sont
égorgées froidement aux grands applaudissements
d'une multitude christianisée? Oui, aujourd'hui,
en plein dix-neuvième siècle, on a des arènes où
sont sacrifiés non pas des gladiateurs, la douceur
des mœurs actuelles s'y oppose, mais de pauvres
animaux qui nous rendent tant de services, et envers lesquels l'homme ne saurait avoir l'âme trop
miséricordieuse. Et des têtes couronnées, des princes, des princesses assistent à ces scènes d'horreur, se repaissent de ces tristes spectacles. Que
la Providence ne puisse-t-elle faire parler ces humbles enfants de la nature, comme elle fit parler

l'ânesse de Balaam, et leur faire répéter le dernier cri des gladiateurs : *vos salutant qui morientur.* Que l'effet serait grandiose! comme on applaudirait avec frénésie!

Quand nous entendons dire, quand nous lisons chaque jour, même sur des feuilles libérales, que le christianisme a racheté l'homme de l'ignorance, de la misère, aboli l'esclavage, et lorsque nous voyons actuellement la misère, l'ignorance, la misère partout où le catholicisme règne et gouverne, est dans toute son exubérance, nous sommes profondément peinés. Le christianisme a aboli l'esclavage! L'a-t-il aboli au Brésil, dans l'île de Cuba? Étaient-ce des athées qui siégeaient à Richmond et prononçaient des discours furibonds contre la race noire, si digne de sympathie, de charité? Étaient-ce des journaux matérialistes, des hommes immoraux et corrupteurs qui attendaient chaque jour, avec une impatience fébrile, la défaite de Grant ou de Shermann, qui prodiguaient les épithètes les plus grossières aux hommes du Nord des États-Unis? Qu'on relise les gazettes dévotes, de sacristie; toutes, sans aucune exception, ont pris la défense des confédérés. Elles ont même poussé l'impudence jusqu'à appeler le bras de la France pour trancher le différend au profit du

Sud ; et elles avaient raison dans l'intérêt des principes qu'elles défendent.

On a attribué mille motifs puérils à la lutte fratricide, révolutionnaire de la grande république d'Amérique, dont la prospérité et la liberté étaient si propres à consoler des misères et de l'absolutisme de l'ancien monde ; et des gens irréfléchis qui ne voient que l'écorce des choses d'accepter ces motifs, de se prononcer automatiquement comme· ils disent oui, comme ils disent non ; de faire de cette lutte gigantesque, sanglante une affaire mercantile, de clocher, d'égoïsme au profit du Nord. Non ; le vrai, le seul, l'unique motif de cette guerre impie qui a couvert de ses ruines les État-Unis, la fin de la guerre l'a bien prouvé, c'est le principe théologique. Si l'ancienne Vendée avait pour apôtres et défenseurs les ultramontains et les nobles, des marquis de Carrabas, la Vendée américaine avait les mêmes auxiliaires. Qu'importait le sang versé, la ruine de la république, la désolation, au prix d'une domination théologo-féodale basée sur les principes immuables de la Genèse, condamnant irrévocablement, divinement, la race noire à un esclavage perpétuel, au profit de grands seigneurs, de planteurs très-superstitieux, vivant largement de la sueur de leurs semblables. En émancipant la race noire, en la faisant l'égale de la race blanche, c'était porter atteinte à la malédiction de Cham et de ses descendants. Comme le faisaient très-bien remarquer les orateurs de Richmond, c'était renverser un dogme fondamental de la théologie révélée. Condamnée sans pitié par le principe théologique des Beni-Israël, la race nègre ne peut pas, ne doit pas être rachetée de son avilissement, de son infortune. Ceux qui le tentent sont bien coupables, ils ne peuvent être que des impies, des révolutionnaires. Ils sont aussi condamnables que Galilée.

Que lit-on dans la sentence prononcée contre cet illustre astronome, le 22 juin 1663? « 1° La proposition que le soleil est au centre de l'univers et immobile est absurde, philosophiquement fausse et formellement hérétique, car elle est expressément contraire à l'Écriture sainte; 2° la proposition que la terre n'est pas le centre de l'univers, qu'elle n'est pas immobile, est également absurde, philosophiquement fausse et contraire à la foi. »

Cette sentence rendue par les prêtres peut paraître ridicule aujourd'hui que nous savons que notre planète est un des astres les plus petits; qu'elle n'est pas même la millionième partie de notre

soleil ; qu'elle se meut, qu'elle tourne, que c'est
un frêle esquif naviguant dans l'espace infini.
Mais cette condamnation était logiquement déduite des articles de la charte chrétienne. Du moment où l'Église catholique aurait reconnu comme
vraies les propositions de Galilée, elle aurait tourné
en ridicule d'abord la création *ex nihilo*, puis le
miracle de Josué, miracle sublime entre tous où
l'on voit la Providence venir en aide au peuple
d'Israël pour exterminer une ville, la saccager et
passer au fil de l'épée ses habitants. De même
vouloir l'abolition de l'esclavage, l'émancipation
de la race noire serait porter atteinte à la malédiction de Cham et de ses descendants. On ne
peut, on ne doit pas s'élever contre un dogme
théocratique quelconque reconnu par la papauté ;
en repousser un seul serait les rejeter tous. D'ailleurs, comme l'a dit le dernier des pères de l'É-
glise, l'aigle de Meaux, le faiseur de ces oraisons
funèbres où *madame se meurt, madame est morte :*
« Condamner l'esclavage, ce serait condamner
non-seulement le droit des gens où règne la servitude, mais le Saint-Esprit qui ordonne aux esclaves par la bouche de S. Paul de rester en leur
état et n'oblige pas les maîtres à les affranchir. »

Bossuet nous parle du droit des gens. Était-ce

bien à lui, le conseiller de Louis XIV, le promo-
teur de la révocation de l'édit de Nantes et par
suite de toutes les horreurs qui s'en sont suivies,
de l'invoquer? Le droit des gens! mais il a été
violé partout où la théocratie a trôné en maîtresse
absolue. Sans citer mille exemples modernes qui
montreraient que les droits des nations ont été
indignement foulés aux pieds par les apôtres de
l'ultramontanisme, le peuple chéri de Jéhovah ne
s'est-il pas emparé par le fer et le feu d'un ter-
ritoire qui ne lui appartenait pas? Les Moïse, les
Gédéon, les Samson, les Jephté, les Saül ont-ils
respecté le droit des gens? La proposition que la
race noire doit être libre est uniquement absurde et condamnable, parce qu'elle porte atteinte
aux saintes Écritures. Ceux qui veulent l'affran-
chissement des nègres, qui les poussent à la rébellion pour réclamer leur dignité d'hommes sont
des impies, des révolutionnaires révoquant l'autorité divine du St-Esprit qui leur ordonne de
rester en leur état.

Aussi avec quelle cordialité, avec quelle affabi-
lité Pie IX a-t-il accueilli·les délégués de Jefferson
Davis! Car, qu'on ne s'y trompe pas, les délégués de ce misérable traître qui a fait périr plusieurs millions d'hommes pour la conservation de

l'esclavage n'étaient pas des êtres immoraux et corrupteurs, des francs-maçons *aspirant le crime et voulant la ruine de la société humaine*, mais les défenseurs et les fidèles interprètes de la charte ultramontaine.

Avec quelle joie frénétique les gazettes de sacristie reproduisaient-elles le moindre échec des fédéraux ! Que de prières ont été adressées au Dieu des armées pour la réussite de cette rébellion impie qui commença par la trahison et finit par l'assassinat d'un des plus grands bienfaiteurs de l'humanité ! Il n'est pas jusqu'à un évêque français, monseigneur Plantier, qui prodigue dans son Mandement des accusations injurieuses aux soldats de la grande république américaine. Ce bon monsieur gémira sur de prétendues horreurs commises à la Nouvelle-Orléans et à Charleston, mais il se gardera bien de parler des hauts faits de piraterie accomplis par les Semmes ; il se taira sur l'exécrable geôlier des prisons d'Andersonville ; il n'aura pas un mot de blâme pour les exécutions sommaires de tant de malheureux noirs par les lieutenants des Beauregard et des Lee.

Oh ! ce n'est pas nous qui blâmerons jamais les hommes de l'absolutisme clérical d'agir ainsi. En tout et partout nous aimons qu'on soit logique avec les principes qu'on professe, qu'on en déduise toutes les conséquences qui en découlent. Seulement, nous ne cesserons de dire à ceux qui désirent sincèrement le progrès, mais dont l'illusion est de vouloir concilier la légende théocratique et la liberté, la souveraineté populaire avec des dogmes immuables imposés par les hommes du droit divin : Vous avez tort. L'obstacle à la civilisation, ce sont les chartes théologiques faisant de l'espèce humaine un *substratum* taillable et corvéable à merci au profit de quelques hommes; des notions spiritualistes un code de formules intolérantes et prétentieuses; de la morale une affaire d'étiquette, de commandements, morale d'autant plus rigide, plus élevée que l'obéissance a été plus passive, les moutons plus dociles, moins raisonneurs, pour les ordres partis de Rome. Les raisonner, c'est avoir déjà une morale boiteuse qui conduit à l'impiété ici-bas, à l'enfer Là-Haut; les rejeter, c'est être des hommes immoraux, corrupteurs, et, pour tout dire, des révolutionnaires.

La première chose à faire, ce serait d'imiter les philosophes de Rome et d'Athènes; de prendre pour guide unique de nos jugements la raison, de briser à jamais avec la théocratie, de jeter aux quatre vents les débris d'une masure vieille de temps, d'oppression et de malheur; de prêcher la grande et bonne nouvelle : le règne de l'humanité non pas par l'ignorance, la misère, la servitude, mais par le savoir, le travail et la liberté. Alors chacun de nous puisera sa règle de conduite non pas dans des chartes théologiques instables avec les siècles, les contrées, les messies, différant à Rome, à la Mecque, à Berlin, à Saint-Pétersbourg, à Jeddo, à Pékin, mais dans son cerveau éclairé par le savoir, savoir toujours le même quel qu'en soit le berceau, universellement accepté quels qu'en soient les apôtres. Ce jour-là nous pourrons librement penser, librement vivre, librement mourir sans être injuriés par les apôtres du droit divin qui se servent des notions spiritualistes, si chères au cœur humain, pour régenter et opprimer le monde.

M. Littré reconnaît avec le père de la médecine le οὐδὲν ἄνευ φύσιος γίγνεται; il rejette la surnaturalité, l'intervention de la divinité dans l'accomplissement des phénomènes vitaux et cosmologiques; il écrit avec raison que plus le principe théologique prévaut, plus la morale baisse. Alors pourquoi donne-t-il le moyen-âge comme une ère historique supérieure à l'antiquité gréco-romaine?

Pourquoi en fait-il un anneau reliant la civilisation antique à la civilisation moderne? Ceci est de la dernière inconséquence. Quelle est l'époque où le principe théologique a davantage prévalu, et par conséquent où la morale a le plus baissé, si ce n'est au moyen-âge? Quels sont les siècles où plus de cruautés, de barbaries sans nombre ont été commises, où les sentiments affectifs ont été plus foulés aux pieds d'une gent théocratique, ignorante, fanatique? Massacres dans les villes; misère et servage dans les chaumières, un servage cent fois pire que l'esclavage antique; prostitutions et orgies dans les châteaux; bûchers, prisons, tortures, désolation partout; siècles de sang, de larmes, de fer, de feu, de débauches, d'ignorance, de brigandage, voilà le bilan exact de ces tristes époques; bilan non pas basé sur des ergoteries scolastiques, des récits légendaires, mais sur l'histoire. Le monde monothéistique était alors aussi pauvre de corps que d'esprit.

Le tort de M. Littré est d'accepter le dogme de la fatalité et d'envisager l'humanité comme un automate, un *substratum* soumis à des lois fixes, invariables. Que les hommes du droit divin prétendent que Dieu préside aux événements historiques, assertion malheureusement reçue, répétée

par la plupart des historiens du XIXe siècle, sans
en excepter le déiste Louis Blanc, qui ne cesse de
parler de la Providence dans son histoire de la
Révolution française, tout en faisant le plus grand
éloge des promoteurs de la loi inique du 22 prai-
rial ; que les théocrates proclament, exigent une
soumission pleine et entière à des messies que des
êtres immoraux et corrupteurs peuvent seuls méconnaître, nous le comprenons. Régnant par la
grâce efficace et efficiente du Très-Haut dont ils
sont les humbles mandataires ici-bas, les pasteurs
du troupeau humain sont logiques en consacrant
le principe de la fatalité, de l'automatisme, base
de leur pouvoir. Du moment où l'on reconnait
un être divin présidant aux événements historiques, l'on est forcément conduit à approuver tout
acte politique. Jeter le blâme sur cet acte accompli même par les moyens les plus condamnables,
serait nier la Providence ou la réprimander. La
réprimander serait de la dernière outrecuidance ;
la rejeter, de l'impiété. Dieu ne peut se tromper
ni directement, ni indirectement. Ce qu'il fait
lui-même et ce que ses oints, ses délégués réalisent est bien ; les faits se sont accomplis parce
qu'ils devaient s'accomplir ; un but fatal, providentiel les justifie quels qu'ils soient. Il n'y a que

des mécréants, des impies, des êtres immoraux et corrupteurs, des matérialistes pour élever la voix et être assez téméraires pour protester contre la fameuse doctrine des faits accomplis. Mais que des libres penseurs, des hommes niant la surnaturalité s'inclinent devant cette hideuse doctrine qui justifie tout, même les actes les plus blâmables, au nom de la fatalité; qu'ils l'approuvent pour sanctionner, approuver, légitimer les faits historiques les plus répréhensibles, c'est ce qui nous afflige profondément.

Kant et Turgot avaient interprété l'histoire à un point de vue fatal. Cette doctrine du fatalisme préconisée dans tous les âges, au nom de la Providence, par les hommes du despotisme et contre laquelle s'est élevée avec tant de raison la philosophie plébéienne du XVIII° siècle, Auguste Comte l'a malheureusement acceptée au nom de la science. Voltaire avait admirablement plaisanté sur ces mots, négation de la liberté : *C'était écrit Là-Haut*. L'école positive critique Voltaire et accepte le fatalisme; elle répète avec les hommes du droit divin : *Çà devait arriver;* l'histoire étant un phénomène aussi naturel que le dernier des phénomènes cosmologiques.

Qu'est-il arrivé avec cette doctrine historique

basée sur le destin ? Auguste Comte a été conduit aux déductions les plus déplorables. Envisageant l'humanité coulant comme un fleuve, passant par des phases aussi régulières, aussi inévitables que celles parcourues par les astres, il commence par expliquer l'origine des êtres de notre planète d'une manière puérile ; il assigne à l'humanité des périodes religieuses fatales : le fétichisme, le polythéisme, le monothéisme. Dès lors conséquent avec cette création et ce cycle humanitaire, il explique tout, il justifie tout. Il sacrifie la raison à l'arbitraire, préfère l'absolutisme à la liberté, l'empire des Césars à la république de Cicéron et de Caton. Il vante le moyen-âge, porte aux nues la chevalerie, fait le plus grand éloge de l'organisation de la théocratie romaine ; il n'a que des paroles amères contre le protestantisme ; il crée un calendrier où il ne craint pas de fétichiser le destructeur de la liberté romaine, Charlemagne l'exterminateur farouche, impitoyable des Saxons, un Ignace de Loyola, un S. Dominique. Individuellement il agit comme il a compris l'histoire. Il n'a tenu aucun compte du libre arbitre. Faisant de la morale un commandement, il exigeait la plus entière, la plus servile obéissance à ses dires, cette obéissance que réclame le jésuitisme.

En politique, il a préféré l'absolutisme à la liberté;
il a qualifié d'indigne presse le journalisme, qu'il
considérait comme une institution radicalement
anarchique; il n'a vu pour guide infaillible des
nations que des dictateurs; il réclamait pour la
France des gendarmes à la place des soldats. Il
avait un souverain mépris pour le régime parlementaire. Aussi, avec quelle joie a-t-il accueilli le
deux décembre! Et songer que ce même homme
avait été enthousiasmé après février, en appre-
nant la proclamation de la république! Ce sont
de tristes palinodies; cependant elles s'expliquent,
elles sont logiques avec la doctrine du fatalisme.
Du moment où l'on fait de l'espèce humaine un
substratum automatique; du moment où l'on considère l'histoire comme un phénomène naturel,
pourquoi ne s'inclinerait-on pas devant les faits
accomplis? pourquoi ne les légitimerait-on pas au
nom du destin?

Il en a dû coûter à l'âme républicaine de M.
Littré d'acquiescer à une doctrine historique qui
sacrifie la souveraineté des nations à l'arbitraire
de quelques hommes et détruit la liberté. Aussi,
en y adhérant, est-il tombé dans des contradictions flagrantes bien propres à montrer à quels
errements arrivent les plus profonds penseurs,

lorsqu'ils délaissent la méthode inductive et expérimentale pour suivre une méthode intuitive, imaginaire.

A la page 217 de la *Vie d'Auguste Comte*, M. Littré écrit que l'âge où la morale a le plus baissé est celui où le principe théologique a le plus prévalu. Dès lors, que pouvait être la morale au moyen-âge? Nous avons déjà répondu; cette fois nous laisserons à l'illustre traducteur des œuvres d'Hippocrate le soin de faire la réponse. S'élevant avec raison contre Auguste Comte qui prétend que les sentiments affectifs se sont affaiblis depuis le moyen-âge par suite de l'insubordination de l'esprit contre le cœur, expression des plus ontologiques, M. Littré trace ces lignes qu'on ne saurait trop retenir, car elles sont la condamnation formelle de ce moyen-âge, si hautement vanté par l'école positive : « Ni la famille, ni les liens du sang, ni le rôle et la dignité des femmes, ni l'amour de l'humanité, ni le souci de la patrie, ni la charité envers les hommes, rien n'a dépéri. Que dis-je! ne viens-je pas de nommer des vertus inconnues au moyen-âge? » (p. 555).

Tout ceci est vrai, historiquement prouvé. Oui, la famille, les liens du sang, le rôle, la dignité de la femme, l'amour de l'humanité, le souci de la patrie, la charité envers les hommes ont été des vertus inconnues au moyen-âge, à l'époque où la charte chrétienne trônait triomphalement. Mais comment concilier ce passage avec tant d'autres où M. Littré fait l'éloge des glorieux fondateurs du christianisme? Comment le concilier avec celui-ci pris entre mille : « L'amour de l'humanité est né parmi les générations modernes et n'a pu naître que parmi elles. Il faut le distinguer de l'amour des hommes si noblement fondé par le christianisme, et que nous recevons comme notre meilleure part. L'amour des hommes est cette charité qui porte les hommes à se secourir en amis, à se traiter en frères. » (*Vie d'Auguste Comte,* page 525.)

Cette distinction d'amour des hommes et de l'humanité est bien subtile, bien scolastique. Quand on aime les hommes, on doit aimer, ce nous semble, l'humanité. Est-ce bien vrai que l'amour des hommes et l'amour de l'humanité aient été inconnus aux républiques grecque et romaine? Alors, Rome et Athènes auraient été peuplées de véritables brutes, de véritables sauvages. Non, la philosophie antique proteste contre une telle accusation. L'amour des hommes et l'amour de l'humanité n'ont point été inconnus aux sages de la patrie de Socrate et de Sénèque. Et pour n'en citer qu'un exemple, Marc-Aurèle n'écrivait-il pas : « Combien les hommes ne doivent-ils pas s'aimer et se soutenir les uns les autres. Ils sont parents avant que de naître de telle ou telle famille. » Marc-Aurèle n'était certes pas un chrétien, puisqu'il fut un des plus redoutables adversaires du christianisme.

Admettons même que la charité, l'amour des hommes ait été fondé par le christianisme. A quelle époque cette charité qui les porte à se traiter en frères, à se secourir, devait-elle se manifester, se traduire dans son plein essor? Ce devait être au moyen-âge, ère vraiment chrétienne, où les maximes évangéliques étaient appliquées dans toute leur rigueur. Cela est si vrai, que les jésuites, seuls fidèles interprètes des préceptes de la charte chrétienne, regrettent l'âge catholico-féodal, où l'on avait si facilement raison des mécréants, des impies. Faire remonter au christianisme l'amour des hommes, cette charité qui les porte à se secourir en amis, à se traiter en frères, puis écrire que l'amour de la famille, de la parenté, les liens du sang, le souci de la patrie, l'amour des hommes, le rôle et la dignité des femmes, ont été inconnus au moyen-âge, voilà ce

que nous ne comprenons pas. Ce que nous ne saisissons pas également, c'est qu'en donnant l'ère
catholico-féodale comme une époque historique
supérieure aux grands jours des républiques grecque et romaine, en en faisant un âge intermédiaire reliant l'antiquité à l'âge moderne, on qualifie de noble siècle le siècle de Voltaire et de Diderot. Ce ne sont pas les catholiques qui admet-
traient jamais de telles notions hybrides. Accu-
sons-les de fanatisme, d'intolérance, qualifions-les
de jésuites, d'ultramontains, ils n'en sont pas
moins logiques dans tout ce qu'ils font. Pour eux,
le moyen-âge sera toujours le règne de la justice,
de la vertu, et le XVIIIe siècle celui du vice et du
crime. Que peut-il y avoir de commun entre ceux
qui arborent un étendard sur lequel sont inscrits :
foi et force, et ceux dont le vexillum porte :
science et liberté ?

   « Le sens défavorable que le langage et l'opinion donnaient au mot matérialisme engagea St-
Simon à l'interpréter à sa manière : « On a jusqu'à présent appelé spiritualistes ceux qu'on aurait dû appeler matérialistes, et matérialistes ceux
qu'on aurait dû appeler spiritualistes. En effet,
corporifier une abstraction, n'est-ce pas être matérialiste ? De l'être Dieu extraire l'idée loi, n'est-

cc pas être spiritualiste? » (Saint-Simon. *Mémoire
sur la science de l'homme*, t. II, p. 238.)

« Plus tard, une même disposition entraîna M.
Comte à une tentative semblable. Lui, envisageant la chose autrement, dit qu'être matérialiste
c'est importer dans une science supérieure les mé-
thodes qui appartiennent à la science inférieure.
Sans insister sur ce qu'il y a de périlleux à changer
le sens reçu des mots, on doit dire que ces deux
hommes étaient choqués de voir attribuer à leur
système une appellation qui était celle d'un système tout différent. Si M. Comte, pour ne parler
ici que de lui, a voulu signaler cette différence,
qui est profonde, il a eu raison sans doute; mais
le moyen qu'il a employé est contestable. Si au
contraire il a voulu écarter loin de lui la condamnation implicite que le vulgaire attache au matérialisme, en tant que niant toute surnaturalité, il a plutôt joué sur les mots qu'apporté une sérieuse interprétation; car nier la surnaturalité lui est commun avec le matérialisme, et cette négation est
justement ce qui, aux yeux du vulgaire, caractérise le matérialisme. Dans la vérité, la philosophie
positive n'a ni à rejeter la qualification de matérialiste, ni à s'en affubler, car à la fois elle pense
comme le matérialisme sur la surnaturalité, et

elle pense tout différemment de lui sur la conception du monde. » (Littré. *Vie d'Aug. Comte*, p. 86.)

Oui, là est toute la différence qui sépare la doctrine matérialiste de la doctrine positive; différence immense par les déductions auxquelles elle entraîne. La doctrine matérialiste, en cela beaucoup plus positive que l'école de Comte, ne remonte pas à l'origine d'époques antihistoriques; elle ne plie pas les évènements à l'imagination. Loin de voir l'histoire comme un phénomène naturel, continu dès la plus haute antiquité, phénomène ayant ses lois comme les phénomènes de l'électricité, de la pesanteur, elle rattache les évènements historiques au *substratum* lui-même, au genre humain. Dès-lors elle peut saisir que la civilisation ou le progrès a maintes fois périclité, l'humanité ayant été trop souvent le jouet de l'ambition de certains hommes la trompant indignement, non pas parce qu'elle veut être trompée, comme le prétend M. Ernest Renan, mais parce qu'on a odieusement spéculé sur sa crédulité, sur son ignorance. Ce n'est pas la doctrine matérialiste qui vantera jamais le moyen-âge, la chevalerie, les Grégoire VII; ce n'est pas elle qui fera l'éloge de César et jettera l'outrage aux derniers

défenseurs de la liberté romaine; ce n'est pas elle
qui préférera Rome prétorienne à Rome républicaine, la dictature au régime parlementaire; ce
n'est pas elle qui reconnaîtra jamais la doctrine
des faits accomplis et soutiendra que la civilisation
de l'ère catholico-féodale était supérieure aux siècles d'Hippocrate et de Cicéron.

Pour sortir de la voie déplorable dans laquelle
le positivisme s'est fourvoyé, M. Littré devrait
rejeter cette proposition erronée, attachée comme
un chancre au système philosophique d'Auguste
Comte : que l'humanité est une matière, un *substratum* inerte soumis à des forces qui en font
l'évolution historique. Il devrait s'en tenir aux
évènements et prendre pour règle de ses appréciations la raison, et non des mots qui automa-
tisent l'espèce humaine et en font un véritable
bétail. En faisant l'épreuve et la contre-épreuve,
il verrait que les faits historiques et non légendaires établissent d'une manière irréfutable que
jamais la morale n'a baissé comme au moyen-
âge, où elle était alors subordonnée au principe
théologique. Les faits sont les faits, et rien ne
peut, ni ne saurait les dénaturer. Si le crime est
le crime, le parjure le parjure, l'histoire sera éternellement l'histoire et non la légende. Or, l'his-

toire, envers et contre tous, nous apprend que le moyen-âge a été l'ère de la superstition, de la cruauté, du vice; en un mot, de l'oppression et de l'avachissement de l'esprit humain.

Fata viam invenient, répète M. Littré après le poète. Non, ni les destins, ni la providence ne guident l'espèce humaine. Ignorants, les hommes se laissent tromper, dominer, aux plus grands avantages de bergers et de bergères. Instruits, ils ne veulent ni être dupés, ni tyrannisés, mais vivre libres, se rendre heureux par le travail et le savoir.

Une fois pour toutes, il faudrait laisser de côté tout système historique qui repose sur la fatalité et consacre en définitive la doctrine funèbre des faits accomplis, du but qui justifie les moyens; il faudrait baser ses appréciations sur la conception même de la vie interprétée à un point de vue purement matérialiste, organique. Ces doctrines historiques surgies de l'imagination, faisant de l'espèce humaine un automate, sont aussi préjudiciables au progrès que les systèmes historiques imposés au nom de la foi. Elles sont même plus préjudiciables, car à des notions absolues impuissantes aujourd'hui, se débattant devant le savoir, elles en substituent

qui obscurcissent l'esprit humain. Nous comprenons Bossuet écrivant l'histoire à un point de vue
catholique, soumettant les évènements à la providence; nous ne comprenons pas le positivisme
acceptant la même doctrine au nom du fatalisme.

Aussi pour ces doctrines historiques fatalistes,
providentielles, qui, en voulant tout expliquer,
justifient des faits détestables, nous éprouvons autant de répulsion que pour ces prétendus systèmes
socialistes basés le plus souvent sur le spiritisme
et faisant de l'homme une espèce de moine se rat-
tachant à telle ou telle communauté préconisée
par quelques grands prêtres intéressés à la réussite
de leurs élucubrations théologo-spirites.

Auguste Comte a été bien coupable d'interpréter l'histoire à un point de vue fatal, de voir l'humanité comme un *substratum* régi invariablement par des forces lui faisant parcourir des phases
aussi inévitables que celles des astres; d'avoir
sacrifié la liberté au despotisme, le libre arbitre
à la tyrannie; mais le vrai coupable, c'est le milieu dans lequel a vécu cet illustre penseur et
dont son cerveau a été trop souvent le miroir
fidèle.

Comme le fondateur de l'école positive, le marquis de Saint-Simon professa, sauf quelques légè-

res nuances dans les mots et les expressions, les mêmes notions absolutistes et fatalistes en histoire, en politique et en religion et tomba dans les mêmes errements biologiques. En histoire, le malheureux agioteur des biens nationaux admit la fatalité qu'il fit dépendre d'une force unique, de la gravitation, force immatérielle émanant d'un moteur suprême : de Dieu. Dans son système historique, l'humanité coule automatiquement comme un fleuve et parcourt quatre périodes correspondantes aux âges de la vie, périodes se succédant aussi invariablement que celles admises par l'école positive.

Dès-lors que pouvait être le moyen-âge pour le marquis de St-Simon? Devait-il être un âge barbare, de vandalisme théocratique ou une ère de progrès? La réponse est facile à prévoir : « D'Alembert, et à plus forte raison les auteurs subalternes (sans doute Voltaire, Condorcet, Diderot, Cabanis, etc.), ont présenté le moyen-âge comme une époque durant laquelle l'esprit humain a rétrogradé. Je ne voyais pas le moyen de faire disparaître cette idée de rétrogradation. M. OElsner l'a fait disparaître, en montrant que les Européens ont suivi l'idée de Socrate jusqu'à l'influence des Arabes, qui ont imaginé de chercher les lois qui régissent l'univers, en faisant abstraction d'une cause animée le gouvernant. » (*Mémoires sur la science de l'homme*, t. II.)

Quelle explication, grands dieux ! Socrate et Platon n'en auraient certainement pas été satisfaits. Dire que l'Europe du moyen-âge a suivi les idées de Socrate, autant vaudrait avancer que Pie IX et ses conseillers suivent les idées de Condorcet et de Volney. Tout ceci n'a pas l'ombre de bon sens. Et songer que ce marquis a fait école !

Saint-Simon ne se contente pas d'expliquer les évènements historiques, de réhabiliter le moyen-âge, il fait mieux : il ira jusqu'à nous annoncer, en vertu de la physiologie *in fieri*, que si la race humaine disparaissait, l'espèce animale la mieux organisée après elle se perfectionnerait et lui succéderait. Notion absurde entre toutes.

Les prédictions saint-simoniennes ne devaient pas s'arrêter à la biologie, elles devaient s'étendre à la politique, car dans une doctrine tout se lie, tout s'enchaine inévitablement. Des mêmes principes on ne peut déduire que les mêmes conséquences.

Saint-Simon commence par prodiguer les louanges les plus flatteuses à l'homme du 18 brumaire; louanges si flatteuses qu'elles font monter le rouge au front. « L'empereur est le chef scientifique de l'humanité, comme il en est le chef politique. D'une main l'empereur tient l'épée exterminatrice des opposants au progrès, de l'autre l'infaillible compas. Le plus fort, après l'empereur, est certainement celui qui l'admire le plus profondément. »

Après les louanges arrivent les prophéties. « L'empereur conquerra le monde et lui donnera des lois, etc. » Ne sont-ce pas de jolies prédictions, et que les évènements ont pleinement confirmées.

De la politique et de l'histoire arrivons à la religion. Il est facile de prévoir ce qu'elle doit être. Du moment où tout se fait par César, où la liberté est sacrifiée à l'absolutisme, où les hommes doivent être gouvernés despotiquement, ils doivent l'être théocratiquement. La morale doit être subordonnée au principe théologique; la liberté de croire et de ne pas croire doit être réglementée. Si l'école positive a eu son grand-prêtre, ses ministres, l'école saint-simonienne a eu son grand-pontife, son père, ses dogmes. Si l'école positive a en grande vénération les glorieux fondateurs du christianisme, les saint-simoniens professent la même vénération pour les maximes évangéliques.

M. Armand Marrast ayant osé protester contre

cette nouvelle secte spirite, M. Michel Chevalier lui répondait avec la ferveur d'un néophyte : « M. Armand Marrast paraît rempli de préventions contre nous; par manière de contradiction à notre égard, il professe envers le christianisme, lui voltairien si pur, lui sceptique absolu, des sentiments de vénération et presque d'espérance. L'un de nos efforts est d'apprendre à rendre justice à la religion du Christ. Quelques-uns l'ont fait par amour pour nous; M. Armand Marrast s'y décide pour nous faire pièce. Une fois réconcilié avec le sentiment religieux, il sera mieux à même de nous sentir; il nous rendra justice. Les voies de la providence sont bien détournées. Le plus court chemin d'un point à un autre n'est pas toujours la ligne droite. » (3 janvier 1832.)

Oui, les voies de la providence sont bien détournées. Il y a longtemps que la célèbre compagnie de Jésus avait proclamé que le plus court chemin d'un point à un autre n'est pas toujours la ligne droite. Mieux que personne, M. Michel Chevalier doit savoir si de Ménilmontant au Palais-Bourbon, du Palais-Bourbon au Luxembourg, la ligne a été courbe, droite ou brisée.

Ces bons pères saint-simoniens sont si pénétrés du sentiment théologique, si pleins de vénération pour la foi révélée, que leur grand-prêtre Enfantin ne craignait pas d'écrire il y a quelques années : « Qu'est-ce qui lit Voltaire? Quelque Veuillot ou quelques curés pour se divertir. » Ah! vénérable père, si quelque chose prêtait à rire, c'étaient bien vos momeries théologiques, pâle et ridicule caricature de celles de nos ultramontains.

A l'époque où vivait le marquis de Saint-Simon, apparut Fourier qui professa, à quelques exceptions près, les mêmes notions fatalistes et contre-révolutionnaires. Pour tout expliquer, Auguste Comte avait eu recours au destin, à des forces guidant automatiquement le *substratum* humain; Saint-Simon s'était servi de la gravitation, force divine; Fourier emploiera un autre mot : l'attraction. Les expressions diffèrent, il est vrai, mais le but poursuivi est en définitive le même. Aussi peut-on avancer sans exagération que les doctrines positive, saint-simonienne et fouriériste sont les rameaux d'un même tronc, comme les sectes issues de la théologie révélée. Catholiques, calvinistes, luthériens, gallicans, pourront différer sur quelques dogmes de sacristie, de prééminence, mais au fond les principes qui forment les assises de leurs croyances sont les mêmes.

L'humanité a-t-elle commencé? Oui, répond
l'école fouriériste ou sociétaire. Est-ce la terre,
planète alors intelligente, qui nous a créés? Non,
mais Dieu. A quelle époque a eu lieu cette création? « Napoléon disait, en 1808, au sein du Conseil
d'État, en parlant de la censure : « Pourrait-elle,
sans blesser toutes les religions qu'on suit en
France, laisser passer un livre où l'on ensei-
gnerait que le monde dure depuis vingt mille
ans? »

« C'est bien de vingt mille ans qu'il s'agirait
aujourd'hui, en présence des résultats dus aux recherches de Boucher de Perthes, de Vogt, de Lyell,
qui, sur preuves authentiques, portent à une cen-
taine de mille ans la date de l'apparition de l'homme sur la terre! » (Charles Pellarin. *Essai critique sur la Philosophie positive*, p. XIV.)

A quel état d'organisation l'homme a-t-il paru
sur notre planète? A-t-il passé, en vertu de la physiologie *in fieri*, de l'état d'insecte, de mollus-
que, de poisson, de mammifère, à celui d'être
humain? A-t-il été créé à l'état d'enfance, d'adolescence, de maturité?

« Je serais tenté de me demander à quel degré
de développement physiologique le premier ou
plutôt les premiers couples humains firent leur

apparition sur le globe terrestre. A moins de supposer des êtres spéciaux placés là tout exprès afin de pourvoir à leurs besoins et d'assurer leurs premiers pas sur la terre, on ne comprend pas comment nos premiers parents auraient pu résister aux chances de destruction qui entouraient leur berceau, s'ils eussent été créés dans l'état d'impuissance intellectuelle et physique où se trouve à sa naissance l'enfant produit par la génération. La logique nous conduit donc forcément à admettre que les premiers couples apparurent à leur origine avec les attributs de l'âge adulte. » (Pellarin, p. 42.)

Tout ceci est aussi bien prouvé que logiquement déduit. C'est de la philosophie *transcendentale*.

Puisque Dieu a créé les premiers couples humains avec les attributs physiques et intellectuels de l'âge adulte pour les mettre à même de résister aux chances de destruction qui les entouraient, nos premiers ancêtres devaient être très-heureux, très-fortunés? Il a dû exister un âge d'or, de délices, un Eden inconnu depuis à l'humanité! « Il existe partout des traditions d'un âge d'or, d'un Eden, d'un état primitif de bonheur dont il convient de tenir compte, je pense. L'état sauvage pourrait bien, *eu égard aux traditions d'un état de bonheur primitif perdu*, n'être que le deuxième échelon social. » (p. 43.)

Où M. Pellarin a-t-il puisé des renseignements aussi précieux, aussi positifs? Dans l'histoire! Il ne le pouvait pas. Dans la Genèse! oui, dans la Genèse. La Bible n'enseigne pas autre chose, seulement avec quelques variantes. Elle ne nous parle pas de plusieurs couples humains primitifs, mais d'un seul; elle nous le présente créé dans toute la vigueur de l'âge; elle nous apprend qu'il a existé un paradis terrestre, un Eden, un âge d'or, de bonheur incomparable perdu à jamais et auquel a succédé un état sauvage caractérisé par le fétichisme. La création phalanstérienne, pourquoi ne pas en convenir, n'est autre que la création *ex nihilo* judaïque raisonnée par la métaphysique, par conséquent tronquée, défigurée, mais pas assez pour qu'on n'y puisse pas reconnaître les marques de la théologie révélée.

Les apôtres de la théocratie révélée ont un grand avantage sur nos idéologues modernes. Eux ne discutent pas, ils affirment hautement, carrément leurs dires; partout où ils peuvent les imposer par la force, la violence, ils le font; ils ne chercheront jamais à concilier la foi avec la raison, leurs dogmes immuables avec la civilisation. Et ils ont raison, et nous les approuvons. A quoi bon, nous le demandons, peuvent en effet servir toutes ces discussions stériles, oiseuses, où l'on tâche d'étayer, par le raisonnement, des notions aussi fictives que décrépites.

Admettons avec le docteur Pellarin l'avènement des hommes sur la terre; supposons qu'ils y soient parus à l'âge adulte, qu'ils aient joui d'un âge d'or; qu'à un Eden, à un état de bonheur primitif ait succédé la sauvagerie, qu'est devenue dans le long cours des siècles l'espèce humaine? Quelles routes a-t-elle suivies pour améliorer son sort? A-t-elle au moins été libre de ses destinées? Pouvait-elle se rendre heureuse, passer brusquement, révolutionnairement, d'un état de dégradation physique et intellectuelle à un état de liberté et de bonheur? Non; elle a parcouru, elle parcourt et parcourra bien longtemps encore un cycle fatal. Comme dans l'école saint-simonienne, comme dans l'école positive, dans la doctrine fouriériste nous retrouvons toujours le *fata viam invenient*, le destin ou la providence, ce qui est la même chose.

Soumise à l'attraction, l'humanité, déchue de son état primitif de bonheur, traverse, depuis sa déchéance qu'on n'ose pas expliquer, et pour cause, quatre périodes : sauvage, patriarchale, barbare,

civilisée; étapes fatales, successives, sociétés limbiques, limbes sociales. Jusque dans les mots, on
reconnaît une réminiscence de la théologie révélée. S'il en est ainsi, le moyen-âge ne doit pas être
condamné; il doit être réhabilité par l'école fouriériste. Sans doute; aussi l'ère catholico-féodale ne
sera comprise ni dans la période sauvage, ni dans
la période barbare, mais dans l'âge civilisé qui
dure depuis vingt-cinq siècles, depuis Rome et
Athènes.

« Je n'engagerais pas ici la controverse sur la
question de savoir comment et par quelles in-
fluences l'état social du moyen-âge et la société
moderne ont succédé à la civilisation grecque et
romaine. Toute cette période, sauf les perturbations apportées par les barbares, appartient à la
civilisation. » (p. 46.)

Pourquoi ne pas engager la controverse sur la
question de savoir comment et par quelles influen-
ces l'état social du moyen-âge a succédé à la civilisation? Nous le devinons, nous le comprenons.
Si l'on a cru d'une manière absolue, l'on croit encore d'une manière relative, pour nous servir des
expressions de M. Ernest Renan. Est-ce bien vrai
que l'état social du moyen-âge appartient à la civilisation, sauf les perturbations apportées par les

barbares? Non, cela n'est pas, cela ne sera jamais.
Les vrais barbares qui ont jeté des perturbations
dans le progrès humanitaire, qui ont fait sombrer
les civilisations grecque et romaine, qui ont
amené l'ère catholico-féodale avec toutes ses horreurs, ce ne sont pas les pauvres peuplades de la
Sarmatie, de la Scandinavie, de la Germanie, de
la Pannonie, etc.; les vrais barbares étaient ailleurs. Ils n'étaient ni sur le Rhin, ni sur l'Elbe,
ni sur le Danube, mais sur les rives du Tibre, de
l'Oronte et du Nil. Les barbares, c'étaient les
vampires césariens de Rome impériale, et les
sophistes d'Alexandrie et d'Antioche, qui allaient
relever la théocratie.

Ah! sans nos préjugés de l'enfance et de l'école,
préjugés dont les âmes les plus fortement trem-
pées ont tant de peine à se défaire, il y a longtemps que toutes ces explications fictives pour
expliquer la marche régulière de l'humanité et
faire de l'histoire une fatalité, auraient disparu
à jamais. Les écoles fouriériste et saint-simon-
nienne auront beau sophistiquer, elles ne parviendront jamais à faire de l'humanité un automate, de l'histoire un phénomène naturel; elles
n'arriveront pas à réhabiliter le moyen-âge, qui
sera toujours considéré par les hommes dégagés

des préjugés légendaires, comme une ère de sang, de larmes, d'oppressions et de malheurs.

Les voies principales parcourues par l'humanité depuis l'âge d'or perdu, ne sont pas seulement dévoilées, on en connaît aussi les voies secondaires. Le fatalisme humanitaire, qu'on nous permette de l'écrire, est tracé au cordeau dans la doctrine phalanstérienne. Les sociétés passent-elles brusquement d'une période à une autre? Non, elles ne les traversent que par transitions insensibles. Aussi existe-t-il des périodes mixtes, partageant les caractères des deux périodes contiguës. De plus, chaque période a ses âges correspondant à ceux de notre existence : à l'enfance, à l'adolescence, à l'âge adulte, à la vieillesse. Ainsi la civilisation, ou la quatrième période humanitaire, comptera deux vibrations ou deux gammes, l'une ascendante, l'autre descendante. La vibration ascendante comprend l'enfance et l'adolescence; la vibration descendante, la plénitude ou l'apogée, la vieillesse ou la caducité. Nous ne sommes pas encore parvenus à la vieillesse, à la caducité de la civilisation, mais nous y arriverons, quoique l'époque n'en ait pas encore été assignée par quelque Nostradamus sociologique. La chose est certaine, harmoniquement prévue. « La

civilisation finira *au prix d'une sorte d'alanguis-
sement sénile*, qui permettra à la société de reconstituer la cohésion de ses éléments aux dépens
de l'indépendance personnelle de la majorité de
ses membres. » (page 51)

Que feront alors les hommes? La chose est
facile à prévoir : ils se grouperont, formeront des
phalanges, des communautés où chacun d'eux
choisira sa profession, non pas librement, mais
fatalement, par le fait d'une force attractive à
laquelle sa destinée est invinciblement subordonnée. L'humanité passant par des périodes aussi
inévitables que les phases parcourues par les astres, il était rationnel que l'homme fût envisagé
par Fourier comme un automate.

Le fer possède-t-il les mêmes propriétés que le
zinc? L'étain a-t-il les mêmes attributs que le platine? Non. Eh bien, il en est de même des hommes; chacun apporte en naissant des aptitudes
sociales telles, qu'elles doivent l'obliger à embrasser fatalement telle ou telle profession.

« Cette loi sociale est aussi naturelle que la loi
physique en vertu de laquelle les vapeurs s'élèvent, les nuages se soutiennent à leur hauteur,
la pluie et la neige tombent; en vertu de laquelle
vous aurez beau agiter et remuer un mélange

d'huile, de mercure et de différents solides de
poids spécifiques divers, vous ne verriez pas
moins, dès que vous ne contrariez plus les attractions de ces corps, le mercure se porter au
fond, l'eau au milieu, l'huile à la surface, et chaque solide prenant la place légitime que sa nature
et sa pesanteur leur assignent : le liège surnager, le
platine se précipiter, et les autres gagner les zônes
intermédiaires. » (Victor Considérant. *Le vieux
Monde devant le nouveau*, p. 5.)

Pour améliorer le sort de l'humanité et nous
rendre heureux, nous n'avons donc qu'à ne pas
mettre obstacle aux attractions qui portent invinciblement les hommes à embrasser telle ou telle
profession. Aujourd'hui, si tout est désordre,
cahos dans la société, c'est qu'on ne tient aucun
compte des attractions auxquelles sont subordonnées les destinées des individus. Avec la phalange,
toute discordance cessera comme par enchantement, l'harmonie la plus parfaite règnera. Les uns
voudront être tailleurs, médecins, les autres agri-
culteurs, historiens; ils le seront. Depuis les plus
hautes jusqu'aux plus infimes fonctions, on trouvera sur-le-champ des gens pour les remplir, non pas
par contrainte, mais par amour. Il se formera des
groupes sériaires fondés non pas sur l'arbitraire,

sur de vaines et arbitraires distributions, mais sur les attractions qui sont toujours proportionnelles aux destinées.

Quelle est la nature de ces attractions? D'où proviennent ces forces guidant le *substratum* humain, le conduisant royalement comme le principe vital guide automatiquement l'organisme? De même que la gravitation de Saint-Simon, l'attraction de Fourier est une faculté occulte émanant de Dieu, d'un moteur suprême qui a départi à chaque être animé une dose de sensibilité et de prévoyance en rapport avec le sort qui lui est réservé sur notre planète. L'attraction est le principe vital des sociétés. Aussi nos destinées sont-elles les résultats passés, présents et futurs des lois mathématiques sur le mouvement universel. Dieu est constamment au cœur des évènements qui se déroulent comme un écheveau de fil, toujours en conformité des lois attractives ou providentielles qu'il a établies.

A la période phalanstérienne en succédera-t-il une autre? Non, cette cinquième phase humanitaire, qui clot les sociétés limbiques, sera la dernière. Car, qu'on le sache, si l'humanité a commencé, elle aura une fin; après avoir accompli sa tâche assignée ici-bas par la Providence, elle prendra possession d'une autre station sidérale.

« Avec Fourier, avec l'auteur de *Ciel et Terre*, Jean Reynaud, je crois à l'existence antérieure et ultérieure de nos âmes. Mais contrairement à l'opinion de Reynaud, je pense que nous avons pour longtemps encore de la besogne sur notre Terre, et qu'elle est un poste dans lequel nous devons beaucoup nous perfectionner de toute façon, avant que nous méritions de passer à un poste plus élevé, avant que notre humanité, si telle est sa destinée, aille prendre possession d'une autre station sidérale. » (Pellarin, page 84.)

Cette migration psychique s'effectuera-t-elle dans Saturne, Jupiter, Mars, Vénus ou Mercure? on ne nous le dit pas. Quand aura-t-elle lieu? lorsque nous aurons tous passé par les mêmes conditions d'épreuves et de raffinement.

« En supposant un genre de métempsycose qui nous ferait rentrer successivement dans cette vie, après en être sortis par la mort, je conçois pour chaque âme individuelle une alternance de sexe d'une vie à une autre, afin que tous les éléments de l'humanité participent eux-mêmes aux mêmes conditions d'épreuves et de raffinement. » (Pellarin, p. 184.)

Ce sont des hypothèses, dira-t-on ; oui, ce sont

des hypothèses, mais des conjectures gratuites qui n'ont pas l'ombre de bon sens. Avancer que les âmes passent alternativement d'un sexe à un autre, que l'homme devient femme, la femme devient homme, que cette transmigration de la personnalité humaine a lieu successivement dans le long cours des siècles, est une proposition aussi fausse, aussi condamnable que celle d'Auguste Comte affirmant qu'un jour la génération s'opérera sans le sexe masculin, aussi erronée que celle de St-Simon écrivant que si l'homme disparaissait de la terre, l'espèce animale la mieux organisée, après elle, se perfectionnerait et lui succéderait. On veut consolider la doctrine spiritualiste; on s'y prend bien mal. Loin de lui venir en aide, de l'étayer, on la ridiculise d'une manière bien plus forte que ne le font les ultramontains. Eux, au moins, tiennent compte de la personnalité humaine; ils nous font revivre avec notre individualité; tandis qu'avec les hypothèses fouriéristes, cette individualité est anéantie, absorbée comme une goutte d'eau dans un vaste océan, l'humanité. Belle affaire de revivre, si l'on n'a aucune souvenance, aucune réminiscence de la vie!

Qu'attendre en politique de ce système spirite et autoritaire où les droits des peuples sont fou-

lés aux pieds, annihilés par une providence cent
fois plus puérile que la providence de nos ultramontains, où l'espèce humaine est triée, divisée, sub-
divisée comme des plantes et des animaux ; où l'on
forme, comme en botanique et en zoologie, des
groupes, des genres, des tribus, des familles?
Rien de bon. St-Simon et Auguste Comte avaient
reconnu la dictature comme la meilleure forme
gouvernementale; ils avaient hautement proclamé
l'efficacité de la tyrannie. Fourier accepta les
mêmes notions et tomba dans les mêmes errements. Il avait en horreur la Révolution, qu'il re-
gardait comme une chose impie, une vengeance
de Dieu; il a prodigué les épithètes les plus outrageantes aux penseurs du XVIIIe siècle; 89 n'a pas
même trouvé grâce aux yeux de cet absolutiste
doctrinaire.

On a maintes fois voulu excuser Fourier, en
prétendant qu'il avait souffert de la Révolution,
qu'il avait failli en être la victime. Mauvaise
excuse. Non, Fourier n'a point agi par ressenti-
ment; il a été très-logique avec ses principes spirites et fatalistes, en maudissant la révolution qui
fait dévier momentanément l'humanité des voies
immuables tracées par l'attraction, la providence.
Ceux qui affirment le contraire ne réfléchissent

pas assez et ont le tort très-grave de s'incliner devant un nom comme devant une idole. Ce que nous avançons est si vrai, c'est que les disciples de Fourier, sauf quelques rares exceptions, ont toujours préféré la tyrannie à la souveraineté populaire, la dictature à la liberté. Voyez M. Toussenel, l'un des plus éloquents adeptes de la doctrine phalanstérienne, il ne craint pas d'avouer hautement sa prédilection pour l'absolutisme. Pour lui, César est l'homme du peuple, Brutus et Cassius des aristocrates, des D'Epernons et des Polignacs; Charlemagne un grand empereur, Louis XI un rude faucheur de gentilhommerie, Louis XIV un grand roi à la gloire duquel les encyclopédistes et quelques écrivains dramaturges ont essayé en vain de mordre, un monarque qui a pu dire avec raison : l'Etat, c'est moi; *déclaration sublime que n'ont pas comprise ceux qui le calomnient.* Il est vrai que Louis XIV a révoqué l'édit de Nantes, ordonné les dragonnades des Cévennes; peu importe. « La révocation de l'édit de Nantes, comme la Saint-Barthélemy, sont des actes odieux qu'il est impossible de justifier, quand on ne considère que les faits en eux-mêmes. On a le droit de flétrir des épithètes les plus dures les égorgeurs des Cévennes, les assassins de Coligny; mais il serait injuste de calomnier aussi durement la pensée qui dicta ces assassinats politiques. Il est bien aisé d'écrire que la fin ne justifie pas les moyens, deux ou trois siècles après qu'un évènement est passé, etc. » (Toussenel. *Les Juifs rois de l'époque*, p. 49.)

Serait-il donc vrai que le temps efface le crime, que le but justifie des moyens iniques? Oh! non, pour l'honneur de la dignité humaine, il ne doit pas en être ainsi. Si des criminels couronnés ont eu des historiens pour absoudre leurs vices et leurs scélératesses, au nom de la doctrine de la fatalité, des faits accomplis, il se rencontrera toujours, Dieu merci, d'honnêtes âmes pour les flétrir et protester énergiquement au nom des principes éternels de la justice. Que nous avons donc raison de dire que les sectes positiviste, fouriériste et saint-simonienne, découlent d'une seule et même doctrine. Que ce soit dans l'une, que ce soit dans l'autre, partout on retrouve l'éloge du despotisme et la réhabilitation des tyrans.

Les peuples aiment-ils la liberté? Allons donc! ils préfèrent l'absolutisme à la liberté. « Il existe en ce moment aux portes de la France, dans un des cantons les plus riches et les plus industrieux de la Suisse, une population anciennement française. Cette population, qui a trouvé d'immenses avantages matériels dans son changement de nationalité, a pris en tel dégoût le régime des libertés helvétiques, qu'elle a voulu naguère s'expatrier en masse pour aller en Afrique fonder une colonie paisible, sous l'appui d'un gouvernement fort. » (page 59.)

Pourquoi les nations détestent-elles la liberté? Pourquoi se donnent-elles des maîtres? Pourquoi préfèrent-elles la force à la liberté? Est-ce par ignorance? Non; les hommes sont invinciblement portés à vouloir des maîtres, par attraction. Comme le fait remarquer M. Toussenel : « Le gouvernement monarchique est calqué sur le système sidéral. Le soleil est l'emblème de la royauté. Par ses ardeurs, le soleil peut causer différents maux, mais il n'en est pas moins l'astre qui mûrit la vigne et les moissons. Si la science a pu donner à l'homme le moyen de conjurer la foudre, est-il à supposer que Dieu refuse à l'homme les moyens de prévenir les écarts de la royauté? » (p. 57.)

Les hommes qui veulent substituer la république à la royauté, sont-ils excusables? Non. Ceux qui font ces révolutions sont des anarchistes, des impies méconnaissant les lois divines, n'écoutant que les odieuses calomnies des Diderot, des Voltaire, des encyclopédistes portant atteinte aux desseins impénétrables et mystérieux de la Providence, qui veut et ordonne que les hommes aient, comme les abeilles, des maîtres pour les gouverner.

« Ah! les haines des peuples pour les rois sont plus stupides que coupables, et les écrivains soit-disant démocrates, qui poussent au renversement des trônes, trahissent bien cruellement leurs pensées. » (p. 59.)

Ceci s'écrivait en 1845. Le 24 février est arrivé. L'école fouriériste a-t-elle trouvé stupide la chûte de la royauté de juillet? A-t-elle protesté contre les écrivains soi-disant démocrates qui avaient poussé au renversement de la monarchie? C'était le cas, ou jamais, de le faire. Eh bien, non; loin de protester, elle a agi comme Auguste Comte; elle a vu avec bonheur l'avènement de la République française; elle l'a acclamée avec les hommes du droit divin. Elle a eu ses représentants à la Constituante et à la Législative; entre autres un fameux du passé, M. Charles Dain, l'ex-montagnard de Saône-et-Loire.

Nous avons vu M. Littré faire remonter au christianisme l'amour des hommes, cette charité qui les porte à se secourir en frères; M. Michel

Chevalier rempli d'admiration pour les préceptes évangéliques, reprocher à Armand Marrast de prendre la défense de la foi révélée pour faire pièce aux St-Simoniens. L'école fouriériste partage-t-elle les mêmes notions ? Voit-elle un progrès dans l'avènement de la théologie greco-judaïque ? Sans doute ; du moment où Dieu est constamment au cœur des évènements qui se déroulent comme un écheveau de fil, toujours en conformité des lois qu'il a établies, elle devait accepter une doctrine qui proclame l'absolutisme et le fatalisme, non pas au nom du destin, mais de la Providence. Comme M. Michel Chevalier, il n'est pas un fouriériste qui n'ait fait et ne fera le plus grand éloge de la théologie révélée et de ses glorieux défenseurs. Le beau-frère de M. Littré, le docteur Pellarin, écrira : « J'ai pour la doctrine du Christ le plus profond respect ; mais ce n'est pas toujours l'exemple et l'esprit du maître qui ont prévalu dans la réalisation de sa doctrine. » Ainsi que St-Simon et Auguste Comte, l'école phalanstérienne condamnera le protestantisme et lui préférera le catholicisme. Il devait logiquement en être ainsi, du moment où l'on fait de l'histoire un phénomène naturel, où l'on assigne des périodes régulières à l'humanité, où l'on substitue la

force à la liberté, la fatalité à la révolution.
M. Toussenel tracera ces lignes qu'on croirait
échappées de la poitrine d'un père Hyacinthe
ou de la plume d'un Veuillot : « La France
aspire à l'unité morale et à l'unité législative;
elle est catholique en religion comme en politique;
c'est sa tendance sous tous ses gouvernements forts,
sous Richelieu, sous Louis XIV, sous Napoléon.
L'Angleterre vise au morcellement; elle est pro-
testante et schismatique; individualisme et protes-
tantisme sont tout un. L'Anglais est si bien le fléau
de Dieu, que Dieu suscita des vierges enthousiastes
pour le chasser de France, comme il a fait pour
Attila. Voilà pourquoi la haine de la France
pour la Grande-Bretagne est légitime et sainte. Je
n'exècre pas l'aristocratie anglaise comme Fran-
çais, mais comme chrétien. » (p. 30). Les gazettes
cléricales ne tiennent pas un autre langage.
Comme l'auteur de la Zoologie passionnelle, elles
conviennent que la France est catholique en
religion et en politique, que c'est sa tendance
sous tous ses gouvernements *forts*, sous Richelieu,
sous Louis XIV; de même que M. Toussenel,
elles exècrent la perfide Albion et l'envisagent
comme un fléau de Dieu, parce qu'elle est pro-
testante, schismatique, qu'elle repousse les gouvernements *forts*.

Quand on voit des hommes professer les mêmes notions absolutistes en politique et en religion, en appeler continuellement à la force, accepter, au nom de la Providence, la doctrine des faits accomplis, du but qui justifie les moyens, et lorsqu'on songe que ces mêmes autoritaires se combattent chaque jour dans leurs gazettes, on se demande pourquoi ces divergences d'opinion, pourquoi ces récriminations, ces polémiques perpétuelles? La chose est facile à comprendre. Si les ministres de Louis-Philippe reconnaissaient comme la meilleure forme gouvernementale la royauté constitutionnelle, ils différaient, se combattaient pour des affaires de prééminence. M. Thiers au pouvoir était l'adversaire de M. Guizot; M. Guizot, ministre, avait pour compétiteur M. Thiers. Les principes politiques étaient reçus, acceptés; seulement il s'agissait de les appliquer, de savoir qui tiendrait le rênes de l'État et dirigerait les destinées de la France. Eh bien, il en est de même en religion pour les hommes de l'ultramontanisme et leurs adversaires christicoles. Ce ne sont pas les principes qui les divisent, mais le pouvoir théocratique. Les premiers le possèdent, et ils ne veulent pas s'en dessaisir; les seconds veulent s'en emparer pour les mettre entre les mains de gouvernements *forts*. Saint-simoniens, fouriéristes, positivistes, vanteront le christianisme, les uns au nom du destin, les autres au nom de la Providence. C'est à qui d'eux fera chorus avec le calviniste Guizot, le gallican Charles Dupin, l'ultramontain comte Charles de Montalembert, le catholique de Riancey, MM. Poujoulat, Nettement, Janicot, Coquille, Gondon, Veuillot, etc. Mais où papistes et absolutistes doctrinaires diffèrent, c'est sur le mode d'application des préceptes évangéliques. Alors l'accord cesse ; les récriminations s'élèvent.

Les maximes évangéliques, les préceptes de Jésus sont admirables, inattaquables, répondent en chœur saint-simoniens et fouriéristes, démocrates providentiels et fatalistes, mais ils ont été mal interprétés depuis le Christ par les hommes chargés de les enseigner et de les appliquer. Il y a longtemps que le règne de l'humanité, l'âge d'or aurait apparu sur notre planète, sans les prêtres et la papauté. Il faut changer le gouvernement théologique, substituer à la théocratie papaline une théocratie césarienne, car « les gouvernements forts sont ceux qui ont tenu la religion sous leurs mains. » (About. *Question romaine.*)

Les ultramontains soutiennent, et avec raison,

qu'ils n'ont jamais enfreint les préceptes évangéliques, qu'ils les ont constamment appliqués dans
toute leur rigueur; que si parfois ils ne peuvent
le faire, la faute doit en incomber non pas à
eux, mais à la révolution et surtout à la philosophie plébéienne du XVIIIe siècle.

Qui a tort des catholiques et des doctrinaires
de l'absolutisme? Ces derniers qui ne voient que
l'écorce des choses, sacrifient les principes à des
personnalités et ne peuvent dès-lors comprendre
que, loin de dépérir, de dégénérer, comme ils ne
cessent de le prétendre, le christianisme s'est
amendé insensiblement, comme s'est amendé déjà
l'islamisme; que l'Eglise actuelle est bien supérieure
à l'Eglise primitive, qui était la négation radicale du progrès. Jamais ils ne parviendront à obs-
curcir la vérité historique qui survivra toujours
au flux et au reflux de l'esprit humain; jamais ils
n'arriveront à prouver que la Rome papale de nos
jours n'est point l'unique et la fidèle interprète des
vraies maximes évangéliques; qu'en promulguant
son encyclique et son syllabus, approuvés avec
tant de logique, tant d'unanimité par le parti
clérical, Pie IX n'était pas l'écho de la théologie
révélée. Sans doute pour se conformer aux con-
seils des Zébédées, la papauté aurait voulu mieux

VI

faire; comme au moyen-âge elle aurait désiré en
finir avec les mécréants, les impies, les révolutionnaires; leur appliquer les topiques si hautement recommandés par les fils de Salomé. Grâce
au savoir, la chose a été impossible. Seulement, si
elle n'a pu se conduire comme sous l'ère catholico-
féodale, elle a eu le courage de calomnier la civilisation et de prodiguer les injures les plus grossières à ses plus généreux défenseurs.

Qu'on s'élève contre la papauté, contre la compagnie de Jésus à laquelle Pie IX vient de décerner les éloges les plus flatteurs, qu'on les con-
damne, on a mille fois raison; mais ce que nous
ne saisissons pas, ce que nous ne comprendrons
jamais, c'est qu'on ose avancer que la papauté et
la compagnie de Jésus ne représentent pas les
vrais préceptes évangéliques. Oui, seul le journal
le Monde, oui seul le journal *l'Univers,* oui seuls
messeigneurs de Mérode, Antonelli, oui seuls les
jésuites et nos évêques ultramontains sont les
fidèles interprètes du christianisme.

Ce n'est pas Condorcet, Diderot, d'Alembert,
Voltaire, qui auraient essayé de concilier la théologie révélée avec le progrès, et tâché de prouver
que nous sommes redevables au christianisme de
la civilisation moderne? Ce ne sont pas ces illustres

penseurs qui auraient sacrifié les principes à de misérables questions de sacristie, de prééminence? Leur esprit planait plus haut. Aussi, les sectes saint-simonienne, fouriériste, sont-elles logiques, en condamnant la philosophie du XVIIIe siècle, de lui reprocher d'avoir été sans pitié pour le moyen-âge, d'avoir repoussé énergiquement l'ère catholico-féodale, de l'avoir envisagée comme une période d'oppressions, de malheurs. Entre la philosophie plébéienne de Condorcet, de Diderot et celle de Saint-Simon et de Fourier, il n'y a rien de commun. L'une a arboré franchement l'étendard de la raison dégagée de préjugés théologiques; l'autre ne l'a arboré que pour les consolider.

Si cette triste comédie durait quelque temps; mais ce sont des années que nos bretteurs autoritaires emploient à nous assourdir de leurs polémiques. Rien ne manque au procès pour l'élucider. Évêques, cardinaux, journalistes, chacun descend dans l'arène et produit des arguments : irréfutables, suivant les uns, pour la papauté, suivant les autres contre l'ultramontanisme; et ce qui peine à l'esprit, c'est de voir tant de gens irréfléchis assister à ces joutes sophistiques qui énervent l'intelligence, lire les brochures, les mandements, les journaux, et suivant que leur cerveau a reçu

telle ou telle impression de cette lecture, de prendre parti, sans examen sérieux, pour ou contre la
papauté. Que nous importe que M. le vicomte
Charles de Laguerronnière publie des brochures
contre le pouvoir temporel; que M. About écrive
la question romaine; que M. Renan, encore un
des heureux de l'époque, fasse paraître une vie de
Jésus, où l'on prêche hautement l'indifférence en
matière politique, l'efficacité du mensonge, où les
nations sont considérées comme de vils troupeaux
de niais voulant être trompés, où le despotisme
est préféré à la liberté, la Sainte-Ampoule de
Reims à la Marseillaise; qu'il écrive une histoire
des Apôtres où un misérable Octave est qualifié
de grand empereur, où l'on ose avancer que
César et Auguste, en établissant le principat,
avaient vu avec une parfaite justesse les besoins
de leur temps; que le monde romain était si bas
sous le rapport politique, qu'aucun autre gouvernement n'était plus possible, etc. Allez au
fond des choses, scrutez bien, vous verrez que
sur le drapeau des ultramontains et sur celui de
leurs adversaires fatalistes et providentiels est
inscrit ce même signe : automatisme et force.

Voilà cependant où nous en sommes réduits en
plein XIXe siècle : à écouter des hommes qui,

désunis en apparence, professent l'absolutisme.
Aussi un membre fameux de cette rue de Poitiers,
que de prétendus libéraux ont essayé de réhabiliter il y a quelques jours, M. Henri de Riancey,
s'écrie-t-il dans sa feuille dévote, et avec cette em-
phase superbe de sacristain : « Il y a dix-huit siècles que la lutte dure. » Dix-huit siècles! Depuis
que le monde est monde cette lutte se produit, seulement sur d'autres théâtres, et avec d'autres personnages.

Pour faire cesser cette lutte impie, où les choses les plus chères au cœur humain, les notions
spiritualistes, sont subordonnées à l'intolérance
des uns, aux sophismes des autres, il faudrait être
moins méchants, moins dominateurs, moins intolérants ; il faudrait laisser à chacun ses espé-
rances, sa liberté de croire et de ne pas croire,
être rempli de cette charité qui porte les hommes
à s'aimer, à se secourir, à se traiter en frères.

Jusqu'au sortir des bancs de l'école de médecine, nous avons eu la foi robuste du charbonnier,
cette croyance naïve dont l'acquiescement spontané, l'ingénuité fait tout le charme. Pour croire
à un être suprême, à une existence au-delà de la
tombe, où la vertu recevrait sa récompense, le
crime sa punition, nous n'avions besoin ni de dé-

monstrations sophistiques, ni de commandements théologiques. Nous éprouvions autant d'éloignement pour les rhéteurs voulant prouver le spiritualisme que pour les hommes qui le règlementent et veulent l'imposer au nom de leur charte théocratique. Notre idéal d'outre-tombe ne relevait que de notre conscience, de ce besoin profondément senti qui veut que le sépulcre ne soit pas le niveau égalitaire de la vertu et du crime. Ce qui peut peindre notre croyance d'alors, c'est cette simple protestation adressée, après le deux décembre, à MM. les administrateurs des hôpitaux de Lyon :

Messieurs les Administrateurs,

Placés entre l'alternative de quitter l'Hôtel-Dieu, ou de froisser nos convictions politiques, nous n'avons pas hésité : nous avons refusé le serment exigé par le gouvernement.

Vous nous avez transmis l'ordre de M. le préfet du Rhône, qui nous enjoint de cesser immédiatement nos fonctions. Notre cœur s'est vivement ému. Nous avons trouvé bien dure la nécessité imposée ; car, MM. les Administrateurs, l'Hôtel-Dieu était pour nous le toit hospitalier où nous trouvions l'exemple du dévouement, la science, et surtout des douleurs à soulager. On nous enlève nos places obtenues au concours; ces places étaient notre légitime propriété. Nous partons avec des regrets bien amers; mais, Messieurs, à côté de ces regrets, il nous reste l'espérance suprême que la Providence veille sur ceux qui marchent dans le sentier de l'honneur, et la douce consolation que vous conserverez le souvenir de deux frères soutenus déjà par votre bienveillante sympathie dans les dures épreuves qu'ils ont traversées.

Nous avons l'honneur d'être, MM. les Administrateurs, vos obéissants serviteurs,

HECTOR ET CHARLES JANTET,

Internes des Hôpitaux de Lyon,
Lauréats de l'Ecole de médecine de la même ville.

Pendant que nous chétifs, demandant au travail notre avenir, nous descendions; pendant qu'on nous enlevait nos places d'une manière indigne, brutale, propriété d'autant plus sacrée que ces places avaient été obtenues au concours, nos anciens maîtres en morale et en philosophie grandissaient en distinctions. Vous, M. l'abbé Noirot, qui nous donniez des preuves de l'existence de Dieu, de la Providence, de l'âme; qui prononciez, en 1844, au lycée de Lyon, un discours si élogieux pour les princes d'Orléans; vous, M. l'abbé

Vincent, aumônier en chef du même collège, qui nous prêchiez, chaque dimanche, la morale en paroles; vous, déjà si haut titrés, vous montiez en grade. A l'un de ces prêtres, la croix et la place de recteur, puis d'inspecteur de l'instruction universitaire; à l'autre, la croix et la place de recteur; à nous plébéiens, le pavé.

Puis est venu le scepticisme, scepticisme d'autant plus terrible que les mauvais jours se succédaient et prêtaient facilement au doute. Nous nous demandions : à quelle providence devons-nous croire? A celle de monseigneur Antonelli et de Pie IX, faisant fusiller les patriotes italiens à Rome, Bologne, Ferrare, Ancône, par les tudesques de François d'Autriche? A celle du petit tyran de Modène; à celle du parjure de Naples, faisant mitrailler ou envoyant pourrir dans des bagnes de vertueux citoyens, dont le seul crime était de défendre une constitution politique à laquelle ce jésuite couronné avait solennellement prêté serment devant Dieu? Devions-nous invoquer la providence des Radetsky, des Haynau, des Nicolas, du jouvenceau despote d'Autriche, de tous ces hommes souillés du sang italien, polonais et hongrois?

Nous avons fini par comprendre que le mot Providence était une de ces abstractions malheu-

reuses propres à ravir à l'espèce humaine la responsabilité de ses actes, à consacrer le fatalisme,
la doctrine des faits accomplis, en en déversant
toujours le blâme sur les nations, et l'éloge sur des
messies mitrés ou couronnés. Plus nous avançons
dans la vie, plus nous sommes à même de le vérifier. Le choléra sévit; le journal *le Monde* en fait
remonter la cause à l'impiété des hommes. Les Da-
nois sont vaincus, le roi de Prusse fait remonter
leur défaite à sa providence luthérienne; il n'aura
pas même honte d'assister à un *Te Deum*, pour re-
mercier Dieu d'avoir spolié une petite nation. La
Pologne est domptée; toute une jeunesse généreuse, patriotique est pendue, fusillée ou déportée
en Sibérie, l'autocrate de Russie, encore un bon
frère royal, bien digne de son auguste père de
miséricordieuse mémoire, rend grâce à sa providence grecque de ces infamies, la honte du XIX⁰
siècle. Les Mourrawief, les Berg, les Annenkoff,
les Kauffmann, des valets de gibet, ordonnent des
prières, font entonner des *Te Deum* pour remer-
cier le Très-Haut; et cette comédie impie, abomi-
nable, sacrilège, immorale, ne se joue pas seulement en Europe, mais partout : dans le Nouveau-
Monde comme dans l'ancien. Si Robert Lee rem-
portait une victoire; si Grant et Shermann ga-

gnaient des batailles, fédéraux et confédérés en faisaient remonter le succès à Dieu. Aussi, en voyant Jefferson Davis invoquer la Providence en faveur du Sud, l'âme si pure, si honnête de l'infortuné Lincoln ne put s'empêcher d'exhaler ces paroles, condamnation laconique mais si vraie de l'intervention de la divinité : « Ce que je ne comprends pas, c'est que des hommes qui veulent vivre du travail et de la sueur de leurs frères en Dieu, invoquent la Providence pour venir en aide à l'esclavage. »

Voilà, monseigneur de Bonnechose, de grandes et nobles paroles. C'était le langage que vous deviez tenir. Vous, homme de Dieu, vous auriez dû flétrir en termes énergiques les pendeurs, les meneurs d'esclaves, les esclavagistes. Ce sont eux qui amènent les révolutions, les guerres civiles qui désolent les nations ; ce sont eux qui sont des êtres immoraux. Nous autres, humbles travailleurs, vous devriez nous respecter, nous louanger même pour notre conduite, et réserver vos sottes paroles, vos insultes pour des êtres méprisables, la lie de l'humanité.

La Providence écartée comme attentatoire à la liberté, à la divinité même, qu'elle rendrait complice des plus hideux forfaits, il nous restait le spiritualisme : l'âme, son immortalité, l'espoir de revivre au-delà de la tombe et de retrouver ceux que nous avons aimés, perdus et pleurés. Ce que la réflexion avait commencé pour la Providence, le savoir allait l'achever impitoyablement pour le spiritualisme.

Après avoir étudié, il a fallu synthétiser ce que l'analyse nous avait appris. Ainsi que Cabanis l'a fait très-judicieusement observer, on finit par se perdre dans une multitude de détails, si un esprit philosophique ne vient pas les ranger dans un ordre général d'où sortent les principes propres à chaque science. Nous devions embrasser une doctrine médicale; mais pour l'embrasser il était indispensable d'avoir une notion aussi exacte que possible de la vie; car de l'interprétation donnée à l'existence découlent forcément les définitions de la santé et de la maladie, définitions qui dominent l'étiologie, la pathologie et la thérapeutique. Quelle doctrine médicale devions-nous accepter? La doctrine stalhienne? Nous ne le pouvions pas; comme l'écrit M. Lordat, un illustre penseur qu'on ne saurait accuser de matérialisme : « L'animisme est une hypothèse absurde, en opposition avec le Sens Commun, un monothélisme médical contre lequel le Sens Intime proteste énergiquement. » (*Réponses aux objections faites contre le principe vital*, p. CLXXXI et 19.)

Devions-nous reconnaître les deux fétiches de ce double dynamisme qui, d'après le saint Paul de la doctrine barthézienne, serait l'*expression* de l'*expérience*, de la *sensation* et de l'*intuition?* (p. CLXXXI.) Non. Sans parler de MM. Piorry, Rostan, qui le rejettent comme absurde, écoutez M. Pidoux : « Le vitalisme ontologique est un animisme timide, l'une des formes dégénérées de ce système. Le vitalisme est usé, parce que, dès qu'il sort du vague et des lieux communs, il est impuissant. Les progrès de l'anatomie, de la physique et de la chimie l'ont débordé et devaient le faire. » M. Lordat est surpris d'une telle attaque de la part *d'un homme qui a coopéré avec M. Trousseau à la composition d'un bon livre.* Nous, nous n'en sommes point étonnés. Cette renégation de la doctrine barthézienne, par un de ses plus fervents adeptes, doit servir de grand enseignement pour montrer l'instabilité des notions imaginaires. Restait la doctrine organicienne. Au lieu d'un, de deux fétiches physiologiques, fallait-il en admettre davantage? Mille fois non. Comme le fait remarquer M. Lordat, cette doctrine organicienne n'a pas l'ombre de bon sens; elle repose sur une création des plus fictives, sur des facultés occultes greffées sur la matière, sur des propriétés vitales anti-logiquement exprimées, nullement fondamentales. C'est une école de compromis, une doctrine omnibus pouvant être acceptée par des esprits timides, mais malheureuse entre toutes, car elle conduit d'abord à la mutilation de la pathologie, ensuite à un traitement des plus empiriques.

Que faire en face de cette manière d'interpréter la vie, de ces divergences d'opinions sur l'existence? Croire naïvement comme l'enseigne le Catéchisme, nous ne le pouvions pas. Nous jeter dans le mysticisme, nous ne l'avons pu également, le mysticisme étant l'annihilation de la raison. Nous arrêter sur la pente fatale du doute, n'avoir pas le courage de jeter un regard au-delà de la tombe, nous a été chose impossible. Longtemps notre esprit a flotté incertain, lorsqu'il a fallu rompre avec les notions spiritualistes dont notre enfance avait été bercée; mais il a fallu se résigner, prendre un parti, préférer la science à l'illusion, quelque douce qu'elle fût, ne voir que la réalité, et laisser à jamais derrière nous l'infini. Ce choix, nous l'avons fait mûrement, mais non sans un déchirement intérieur profond. Il faut passer par de

telles phases, surtout lorsqu'on agit avec une conviction désintéressée, si désintéressée qu'on voudrait qu'il en fût autrement, pour savoir tout ce
que l'abandon des idées spiritualistes laisse de
vide, de tristesse dans l'esprit. Ce n'est pas tant
pour soi-même que le déchirement se produit, que
le vide est profond, c'est surtout pour des morts
bien-aimés qu'on pleure et dont le souvenir ne fait
que grandir et raviver la mémoire. Mille souvenirs les plus purs, les plus affectueux, les plus
simples viennent bien des fois assaillir la pensée.
On se demande alors avec tristesse : l'existence est-
elle un miroir? Le miroir brisé, tout est-il fini?
Notre vie est-elle comme le sillage du navire?

Autoritaires théologues et politiques, ne calom-
niez pas les libres penseurs. Une fois pour toutes,
laissez tranquilles des hommes qui ne prennent
pour guide de leurs raisonnements, de leurs actions que leur conscience. Occupez-vous de votre
position matérielle, de votre amour des honneurs
et des rubans; gagnez en grandeur, en distinction; soyez heureux. Votre morale est divine,
nous en convenons; vous faites bien de le proclamer. Seulement à vous, hommes vertueux par
excellence, suivant en tout et partout les maximes
évangéliques, on vous demande une seule chose :

la charité, l'amour de vos semblables. Soyez moins injurieux, plus tolérants. Si nous sommes à plaindre, plaignez-nous, mais ne nous prodiguez pas les épithètes les plus outrageantes. Ah! si nous pouvions encore douter, combien nous préférerions aux insultes de monseigneur de Bonnechose, ces belles paroles de Marc-Aurèle au faible devant la mort : « Tu t'es embarqué, tu as fait ta course; tu vas aborder aux lieux où tu devais arriver. Sors courageusement du vaisseau. Si tu en sors pour arriver à une autre vie, tu y trouveras des dieux indulgents. Si, au contraire, tu es privé de sentiment, tu cesseras d'être sous le joug des passions, et de servir à un corps qui est si fort au-dessous de ton âme. Enfin, si tu as d'autres sens, tu seras une créature nouvelle. »

ERRATA

Page viii, ligne 1, abêtise, *lisez* abêtisse.

Page 11, ligne 8, naturelle, *lisez* matérielle.

Page 31, ligne 9, *Montpelliensis*, lisez *Monspelliensis*.

Page 78, ligne 5, ignorions, *lisez* ignorons.

Page 102, ligne 17, tout, *lisez* tant.

Page 102, lignes 23 et 25, les, *lisez* le.

Page 103, ligne 21, célébré, *lisez* célèbre.

Page 225, ligne 1, confédération, *lisez* une confédération.

DOCTRINE MÉDICALE

MATÉRIALISTE

CHAPITRE PREMIER.

DE L'INSTABILITÉ DE LA MÉDECINE.

« Tout médecin doit étudier la nature humaine, rechercher soigneusement, s'il veut accomplir ses obligations, quels sont les rapports de l'homme avec ses aliments, ses boissons, ses exercices, en un mot, avec tout son genre de vie, et quelle influence chaque chose exerce sur chacun. » (Hippocrate, *Traité du régime*, trad. Littré.)

Plus de deux mille ans devaient s'écouler avant de voir sanctionné par la méthode expérimentale le programme posé par Hippocrate. Pour jouir de l'usufruit passager de l'existence, nous avons des organes assimilateurs et désassimilateurs, mainte-

nant notre organisme par un échange continu de
molécules entre l'être vivant et les milieux. A ces
organes se renouvelant sans cesse eux-mêmes, il
faut des substances réparatrices : de l'air, des aliments, des boissons, etc. Or, quels sont ces organes ? quelles sont ces substances ? de quels principes
immédiats sont-elles formées ? Quel est le rôle
physiologique de la digestion, de l'absorption, de
la circulation, de la respiration, des sécrétions et
des excrétions ? Quel est le rôle dynamique des
aliments, des boissons, de l'air, des exercices ?
Comment se développe, se maintient notre économie ; se produisent la régénération des tissus, la
chaleur vitale ? En un mot, quelle est la nature
humaine, l'homme considéré dans ses rapports
physiologiques avec les milieux ? Toutes ces questions étaient à résoudre avant la fin du XVIIIᵉ
siècle.

Se servant d'une expression énergique, mais
caractéristique, Bacon écrivait : « Les astronomes
ne connaissent que l'écorce du bœuf. » Et nous
anthropologistes, que savions-nous de notre merveilleux organisme ? nous en connaissions l'écorce,
les phénomènes superficiels. Aussi, un médecin
distingué du XVIIIᵉ siècle, Mery, avait-il raison
de dire : « Nous autres médecins, nous sommes

comme les habitants de Paris qui connaissent les rues, mais ne savent pas ce qui se passe dans les maisons ; de même nous connaissons le corps humain, mais ne savons pas ce qui s'y passe. » On ne pouvait faire, en peu de mots, une critique plus sévère de la physiologie. Cette critique était fondée. Avant la fin du XVIIIᵉ siècle, nous ne savions rien ou presque rien de ce qui s'accomplit dans l'organisme des êtres vivants ; nous n'en connaissions que l'écorce. Les phénomènes d'assimilation et de désassimilation qui constituent la vie, sans la connaissance desquels on ne peut avoir une conception positive de l'existence, nous étaient inconnus. Il a fallu un 89 physiologique pour pouvoir nous rendre compte de la nature humaine, de l'homme considéré dans ses rapports avec les milieux, et saper une intolérante théologie, une nébuleuse métaphysique, trop souvent théologique ; la première ne tenant aucun compte du savoir, en étant même l'adversaire obstiné, expliquant tout avec une orgueilleuse ignorance, une superbe d'autant plus blâmable qu'elle n'explique rien ; la seconde, toujours prétentieuse, cherchant à deviner, à imaginer ce qu'elle ne peut comprendre.

La gloire de cette révolution biologique,

digne d'avoir vu le jour dans un âge historique
qui sera à jamais le bouc-émissaire des invectives d'une racaille mitrée et césarienne, dominatrice et superstitieuse, remonte à un de ces
bienfaiteurs de l'humanité dont le triste privilége
est presque toujours d'être aussi grands par le
malheur que par le génie. Certainement, bien des
travaux remarquables avaient été accomplis en
anatomie et en physiologie avant Lavoisier. Les
procédés mathématiques nous avaient initiés à
l'anatomie descriptive; les procédés physiques nous
avaient révélé la circulation. L'assassin Vésale,
l'impie Servet, le fou Harvez avaient passé sur
la terre. Les découvertes admirables des physiologistes des XVIIe et XVIIIe siècles avaient jeté une
vive lumière sur une foule de phénomènes vitaux ;
mais elles étaient loin de nous avoir dévoilé la
nature humaine, l'organisme dans ses rapports
avec les milieux. Sucs salivaire, gastrique, biliaire, pancréatique, intestinal, respiration, sécrétions, excrétions, étaient à connaître dans leur rôle
physiologique, dans leurs produits rejetés, dont
on ignorait la composition élémentaire. L'étude
des agents extérieurs qui servent à la régénération de notre organisme, le développent, le maintiennent, n'avait pu être faite, la chimie n'ayant

pas eu ses bases largement jetées et acquis assez
de développement pour nous initier à la constitution moléculaire des milieux et par suite à leur
rôle physiologique. — Sans Lavoisier, on aurait
encore recours à ces explications bizarres dont se
servaient les anthropologistes des derniers siècles,
explications rejaillissant sur la médecine, donnant
lieu à ces théories médicales, à ce langage d'apo-
thicaire si admirablement ridiculisé par le génie
de Molière. On a fait pour le 89 physiologique, ce
qu'on a essayé pour le 89 politique. Animistes,
vitalistes, hippocratistes modernes, hippocratistes
homœpathiques, hommes du droit divin médical,
de l'absolutisme biologique, se sont élevés avec
énergie contre lui. C'était dans l'ordre logique des
faits humains. Tout ici-bas a son contraire : la vie
la mort, le jour la nuit, l'aigle le hibou, le despotisme la liberté, l'ontologie la science. La
chimie expliquer la vie, quelle ineptie ! quelle
aberration ! Parlez-nous des en soi, des âmes, des
forces vitales, à la bonne heure.

Heureusement, le 89 physiologique, comme le
89 politique, a suivi une marche progressive et
réalisé des progrès merveilleux, en dépit des
criailleries des hommes du passé, aveugles détracteurs du présent. Aujourd'hui, il n'appartient qu'à

des médecins dominés par les notions théologiques
et métaphysiques, ne tenant aucun compte du
savoir, ni de l'enchaînement, ni de la solidarité des
sciences, de s'élever contre les découvertes chimiques modernes, et de méconnaître les progrès
qu'elles ont fait réaliser en biologie. Seule, par ses
procédés, ses moyens d'investigations importés
dans l'étude de l'anthropologie, la chimie nous a
dévoilé la nature humaine, le rôle de l'organisme
dans ses rapports avec les milieux. Aussi, avant
que cette lacune immense fût comblée en anatomie et en physiologie, avant qu'on pût avoir une
conception réelle, scientifique de la vie, les doctrines médicales, se fondant sur des conjectures des
plus gratuites, aboutissaient à faire éclore les
médications les plus diverses, les plus empiriques, les plus contradictoires, sinon les plus
meurtrières. A chaque découverte réalisée dans
les sciences inorganiques, et par suite en biologie,
par le fait de la solidarité du savoir, ces doctrines
chancelaient, croulaient pour faire place à d'autres
doctrines s'adaptant momentanément aux progrès
de l'anthropologie. Ce qui faisait dire à Bichat :
« A quelles erreurs ne s'est-on pas laissé entraîner
dans l'emploi et la dénomination des médicaments.
On créa les désobstruants, quand la théorie de l'obs-

truction était en vogue. Les incisifs naquirent, quand celle de l'épaississement des humeurs lui fut acquise. Les expressions de délayants, et les idées qu'on leur attachait, furent mises en vogue à la même époque. — Quand il fallut créer les âcres, on créa les incrassants, les invisquants. Ceux qui ne virent que laxum et strictum employèrent les astringents et les relâchants. Les rafraîchissants et les échauffants furent mis en vogue, surtout par ceux qui eurent spécialement égard au défaut ou à l'excès de calorique. Des moyens identiques ont eu souvent des noms différents, suivant la manière dont on croyait qu'ils agissaient. Désobstruant pour l'un, rafraîchissant pour l'autre, relâchant pour un autre, le même médicament a tour à tour été employé dans des vues différentes et même opposées, tant il est vrai que l'esprit de l'homme marche au hasard, lorsque le vague des opinions le conduit. Incohérent assemblage d'opinions elles-mêmes incohérentes, la matière médicale est peut-être de toutes les sciences celle où se peignent le mieux les travers de l'esprit humain. Que dis-je! ce n'est pas une science pour un esprit méthodique ; c'est un ensemble informe de notions erronées, d'observations puériles, de moyens illusoires, de formules aussi bizarrement conçues que fastidieusement

exprimées. On dit que la pratique de la médecine
est rebutante. Je dis plus : elle n'est pas, sous certains rapports, le fait d'un homme raisonnable,
quand on en puise les principes dans la plupart
de nos traités de matière médicale. »

Si Bichat dirigeait cette amère sortie contre
l'art médical de son époque, que penserait-il de
nos traités de matières médicales où l'action des
agents thérapeutiques est encore expliquée par une
force vitale *in actu et in posse?* Que dirait-il de
ces polémiques perpétuelles qui s'élèvent chaque
année, rue des Saints-Pères, pour rendre compte
théologiquement et métaphysiquement de la santé
et de la maladie, des effets produits par certaines
drogues? Que dirait-il surtout de ces remèdes empiriques qui font la renommée des uns, la richesse
des autres; recettes pharmaceutiques en vogue un
jour, fuyant bientôt à jamais.

Le médecin n'est pas seul peiné des incertitudes,
des contradictions de l'art médical. En songeant
aux fluctuations de la médecine, bien des penseurs
ont été frappés de son instabilité. Que de fois n'a-
t-on pas répété cette phrase devenue un dicton populaire : Où Galien dit oui, Hippocrate dit non.
De bons esprits ont été pris d'un scepticisme médical profond, en pensant à ces variations, à ces

incertitudes. D'autres moins sages s'en sont servi pour tourner en ridicule la médecine, ne tenant point compte de ces judicieuses paroles que le vieillard de Cos adressait aux détracteurs antiques de l'art médical : « Il est des gens qui se font un plaisir d'avilir les arts. A mon sens, découvrir une chose qui n'ait pas encore été découverte et vaille mieux qu'ignorée, est le fait et le but de l'intelligence. Au contraire, vouloir par un artifice peu honorable de langage vilipender les inventions d'autrui sans rien perfectionner, tout en décriant les travaux des savants auprès des ignorants, n'est pas le fait et le but de l'intelligence; cela annonce impéritie ou un mauvais naturel. »

Pour peu qu'on veuille réfléchir, il est facile de voir que l'instabilité de l'art médical était inévitable. Comme la science dont elle découle, la médecine devait forcément passer par les mêmes phases, subir les mêmes fluctuations ; les hypothèses biologiques devaient aller retentir tour à tour sur l'art médical, hypothèses d'autant plus nombreuses qu'elles ont une double origine qu'on ne retrouve dans aucune des autres branches des connaissances humaines.

Couronnement de l'édifice scientifique, l'anthropologie repose sur l'étude préalable des milieux,

sur les sciences inorganiques qui, en nous dévoilant les lois cosmologiques, nous conduit à la connaissance de celle des êtres vivants. Pour résoudre
les problèmes physiologiques, les sciences devaient,
par le fait de leur enchaînement graduel, de leur
subordination, converger vers l'étude de la science
anthropologique; mais si la science de l'homme est
l'aboutissant du progrès des autres branches de
connaissances, par une compensation inévitable,
un de ces contraires qu'on retrouve partout, elle
hérite de leurs erreurs. — Pour l'explication des
phénomènes inorganiques, on s'était servi des flui-
des intangibles, inétendus, invisibles, impondérables; êtres imaginaires, tout aussi illusoires
que les fétiches de l'enfant. Ce ramassis d'en soi,
d'absolus, de facultés occultes, possédant pour seuls
attributs les caractères négatifs de la matière, les
biologistes l'ont accepté avec empressement, et
l'ont transporté en physiologie. Cela ne devait pas
suffire. L'ontologie devait doter l'anthropologie de
nouvelles abstractions. Si les physiciens, les chimistes avaient créé des absolus pour rendre compte
des phénomènes inorganiques, s'ils avaient leurs
fétiches, pourquoi les biologistes n'auraient-ils pas
eu les leurs? Pourquoi n'auraient-ils pas inventé
des facultés occultes pour expliquer les phéno-

mènes dynamiques des êtres animés? Ils l'ont fait.
De là un nouvel ordre de substances, de causes
métaphysiques, d'en soi immatériels, mais non spi-
rituels, des propriétés vitales, des forces vitales,
un principe vital, êtres inétendus, intangibles, invisibles, impondérables, comme leurs aînés des
sciences inorganiques : la pesanteur, l'électricité,
le calorique, etc. Substance naturelle chaotique,
dépourvue de qualités, d'attributs inhérents à sa
stratification moléculaire ; substances immatérielles d'un ordre inorganique, substances immatérielles d'un ordre organique ou vital, voilà à
quoi nous a conduit la métaphysique, science de
l'imagination, qui a eu sa raison d'être au sortir
des âges théocratiques, mais qui devrait, une
fois pour toutes, être rejetée du domaine scientifique.

Devait-on s'arrêter dans la voie de l'absolu?
Etait-ce assez d'avoir fait de la matière organique
une prostituée, et de ses qualités autant de prétendants ; d'avoir créé des substances immatérielles,
inorganiques, des substances immatérielles organiques? Non ; l'anthropologie touche à un grand problème étranger aux autres sciences. Invinciblement
nous sommes portés à nous demander d'où nous
venons, où nous allons. On s'enquiert de la cause

et du but final de la vie. Comme l'a dit le poète
Sénèque :

> « Et quand, dans le tombeau, la mort m'a fait descendre,
> « Quelque esprit fugitif survit-il à ma cendre?
> « Où gisons-nous, dis-moi, dans ce nouveau séjour?
> « Où gisent les mortels qui doivent naître un jour? »
>
> (*Trad.* Pongerville)

L'esprit, l'âme, l'intelligence, la pensée, appe-
lons-le comme nous voudrons, est-il un être dis-
tinct de la pulpe cérébrale, ou un simple attribut?
L'encéphale n'est-il qu'un miroir dont les images,
les pensées sont les impressions reçues, et ce miroir brisé, tout est-il fini? Alors, à défaut de preuves, de données scientifiques, le spiritualisme et
la théologie interviennent : le spiritualisme avec
ses douces illusions d'outre-tombe, illusions qu'on
doit toujours respecter; la théologie avec ses dogmes sépulcraux, cette intolérance méchante, hai-
neuse, dominatrice, qu'on ne saurait trop mépri-
ser ou combattre à outrance, car là vous ne ren-
contrez que le froid, le vide, le néant; la persécution parfois, la calomnie toujours.

De là des hypothèses psychologiques et théologiques, dont l'anthropologie a été envahie, et qui
sont loin d'avoir fui devant les progrès du savoir.
Les premières, les notions animiques, ont été in-

connues aux sciences inorganiques ; les secondes,
les notions théologiques, ont pu les envahir, les
dominer, mais elles en ont été expulsées à jamais.
Les physiciens, les chimistes pourront se servir
des impondérables, des facultés occultes de l'ordre
inorganique, pour expliquer les phénomènes cosmologiques. Aucun n'oserait faire intervenir l'action de Dieu, la providence, dans ses raisonnements. Tous les astronomes, même les plus ultramontains, acceptent la découverte de Galilée,
quoiqu'elle jette le ridicule sur l'odieux miracle de
Josué.

Il n'en est pas ainsi en anthropologie. D'abord,
il faut compter avec le spiritualisme, avec l'âme
à laquelle on fait jouer un rôle plus ou moins prépondérant, suivant les doctrines médicales ; puis
avec la théologie, avec Dieu, sa providence. Des
médecins d'un incontestable savoir, d'une vaste
érudition, sont tellement dominés par les notions
théologiques, qu'ils discutent les miracles, les faits
surnaturels imposés au nom de la théocratie, pour
les approprier à leurs élucubrations métaphysiques
et les consolider auprès du parti clérical. Et quels
sont ces miracles ? Ceux des thaumaturges grecs,
de ces devins impies si énergiquement flétris par
Hippocrate ? Non. Le polythéisme tombé, on rit

des hauts faits des dieux du paganisme et de leurs ministres ; on les traite d'imposture, de mensonges. Les miracles qu'on essaie d'associer aux rêveries ontologiques de Barthcz ou de Stahl, ce sont les cures des marabouts de l'antique tribu des Beni-Israël, cent fois plus absurdes, plus grotesques que celles des Asclépiades.

Nous ne devons donc point nous étonner que l'anthropologie et l'art médical aient passé par tant de phases, subi tant de fluctuations. D'ailleurs la médecine seule n'a pas eu le triste privilège d'offrir des incertitudes, de vicissitudes sans nombre. L'instabilité des doctrines médicales a existé et se perpétuera longtemps encore comme l'instabilité de l'art politique, dont les progrès et les erreurs sont unis étroitement aux progrès et aux erreurs de la science biologique. De même que l'art médical, l'art politique a eu et possède encore ses théologues et ses métaphysiciens, ses sophistes et ses hommes du droit divin. On pourrait même retourner les paroles de l'illustre Bichat, les appliquer aux formes gouvernementales et écrire : à quelles erreurs ne s'est-on pas laissé entraîner dans l'emploi et la dénomination des agents politiques. On créa les dragonnades, la Saint-Barthélemy, la torture, les bûchers, etc., quand la

théorie du droit divin écrasait les peuples. Les
expressions le roi règne et gouverne par la grâce
de Dieu, l'état c'est moi, la fin justifie les moyens,
étaient en vogue à la même époque. Quand il
fallut accorder quelques concessions à la nation,
on créa la royauté constitutionnelle, un double
dynamisme humain politique, une nullité couronnée et des ministres responsables. Aux expressions de nos stahlianistes politiques, le roi règne
et gouverne, succédèrent les expressions des
vitalistes gouvernementaux, Barthéziens : le roi
règne, mais ne gouverne pas. — Les ministres en
possession du pouvoir, les *principes coquorum* de
l'état, employèrent tantôt la force, les astringents et les incisifs, tantôt les fortifiants, les lois
liberticides. Ceux dont l'ambition était à satisfaire
réclamaient la liberté, s'adressaient aux relà-
chants, aux laxatifs politiques. Désobstruants pour
M. Odilon-Barrot, membre fameux d'une famille
des mieux dotées sous le gouvernement de Juillet
et même sous d'autres ; rafraîchissants pour
M. Thiers, l'homme des lois de septembre ; éva-
cuants pour M. Dufaure, un des bons apôtres
après 48 ; astringents, invisquants, incrassants,
pour les Dumont, les Guizot, les Duchâtel, les
heureux du pouvoir, les mots réforme, progrès,

liberté ont tour à tour été invoqués dans des vues
différentes et même opposées ; si opposées qu'elles
ont fait verser le sang, couler les larmes, amener
les proscriptions, non pas pour améliorer le sort
des souffreteux, de la classe indigente, mais pour
dominer et satisfaire de mesquines ambitions; tant
il est vrai que l'esprit de l'homme marche au
hasard, lorsque le vague des opinions le conduit.
Incohérent assemblage d'opinions elles-mêmes
incohérentes, l'art politique est peut-être celui où
se peignent le mieux les travers de l'esprit humain.
Que disons-nous ! c'est un ensemble informe de
moyens trop souvent cruels, de formules mensongères aussi hypocritement conçues que fastidieusement énoncées. On dit que la politique est
rebutante. Nous disons plus : elle n'est pas même
le fait d'hommes raisonnables, lorsqu'on en puise
les principes dans des brochures, des gazettes, des
traités de matière gouvernementale où les droits
de l'homme sont subordonnés à la théologie et à
la métaphysique, à des commandements et à des
sophismes.

L'instabilité de la médecine cessera le jour où
l'art médical reposera sur la connaissance de la
nature humaine et non sur des fictions. De même
l'instabilité de l'art politique finira lorsque ses

représentants puiseront leur règle de conduite dans l'anthropologie, dans l'interprétation de la vie conçue à un point de vue non pas divin, auto-cratique, providentiel, mais purement scienti-fique.

Si de la médecine et de la politique nous passons à l'art religieux, nous trouvons une instabilité bien plus grande encore. Nous voyons la morale flottant au gré de nos gouvernants d'outre-tombe, variable avec les peuples, les siècles, les croyances imposées. S'il est historiquement établi que la conception de la vie domine les théories politiques et médicales, il est historiquement prouvé que l'interprétation donnée à l'existence prévaut sur l'art religieux. Sans parler de mille et mille théo-logies qui ont existé et existent encore, nous pou-vons écrire au sujet de celles des Beni-Israël chris-tianisés : A quelles erreurs ne s'est-on pas laissé entraîner dans l'emploi des agents théologiques! Quand la théocratie romaine était toute puissante, on créa la théorie du sortilège, de la démono-manie; on appliqua comme topiques l'inquisition, les bûchers, la torture, qu'employèrent sur une vaste échelle des Bodins, des Trois-Échelles, des juges infâmes qui sacrifient tout *pro dominatione serviliter*. — Les expressions de possédés étaient

alors en vogue. Quand l'absolutisme papal eut
pour adversaire la théologie réformée, les expressions de calvinistes, de luthériens, d'anglicans,
de zwingliens, etc., virent le jour; la théorie du
massacre au nom de la théologie était en vogue.
Les guerres de religion ensanglantèrent l'Europe,
ravagèrent les campagnes, dépeuplèrent les villes,
portèrent partout l'effroi et la désolation. Gouvernants d'en haut, maîtres d'ici-bas descendirent dans
l'arène; la lutte fut acharnée, le sang coula à flots.
Si pour Calvin, le meurtrier de Servet, le bûcher
était un astringent, pour la papauté le bûcher
de Jean Huss et de Jérôme de Pragues était un
calmant. Rafraîchissant pour la catholique Marie
d'Angleterre, le gibet était un incisif pour la protes-
tante Elisabeth. Evacuants pour l'un, analeptiques
pour un autre, irritants pour celui-ci, émollients
pour celui-là, les mêmes agents barbares, les
mêmes recettes cruelles ont tour à tour été em-
ployés par la théocratie, dans des vues différentes
et même opposées. Incohérent assemblage d'opinions elles-mêmes incohérentes, l'art religieux est
peut-être celui où se peignent le mieux les travers
de l'esprit humain. Que disons-nous! c'est un ensemble de moyens trop souvent cruels, lorsque la
conscience humaine est à la merci des commande-

ments d'êtres aussi orgueilleux qu'ignorants, aussi ignorants que dominateurs.

Aujourd'hui, et cela grâce uniquement au savoir, on ne se pend pas, on ne se brûle point, on ne s'égorge plus. Mais à la théorie des massacres en coupe réglée a succédé la théorie d'un verbiage théologique sans fin. — Les expressions d'ultra-montains, de gallicans, de protestants libéraux, orthodoxes, de déistes, etc., sont en vogue; chacun de ces bons messieurs, de ces gouvernants d'outre-tombe a son dieu, sa panacée théologique pour nous ouvrir les portes des cieux. Ils connaissent tout, ils savent tout. Sur le traité du 15 septembre, sur le pouvoir temporel, sur l'encyclique, le syllabus, ils se sont escrimés, ont ferraillé à n'en plus finir, dans des brochures, dans des journaux et même ailleurs. Parfois, ils se prodiguent les épithètes les moins flatteuses; mais malheur à celui qui rejette leurs notions théologiques. Toute la meute ontologique, désunie un instant, si désunie qu'à assister à leurs discussions on penserait qu'une nouvelle montagne est en enfantement, se calme, se groupe comme par enchantement. Les criailleries cessent, la cacophonie ne se fait plus entendre; les voix de MM. Coquille, Riancey, Janicot, Laurentie, Dupin, Guizot, Bonnechose, Dupanloup, Donnet,

Labbé, etc., se marient et s'harmonisent pour protester contre des impies, des téméraires ne voulant point souscrire à ces notions théologiques qui alimentent leurs discussions perpétuelles. Hors de l'église pas de salut, écrit la *Gazette des Séminaires;* hors du déisme pas de démocratie, répond le journal St-Simonien de M. Guéroult.

Comment faire cesser l'instabilité de l'art religieux? en fondant la morale, non pas sur des récits légendaires, des commandements formulés et imposés au nom de ces récits; sur des fictions propagées par certains sophistes doctrinaires voulant créer des écoles théologiques antagonistes de celles qui trônent, mais sur la science anthropologique qui seule apprend à l'homme qu'il vit pour connaître, travailler, et par ce fait se rendre heureux, tout en rendant heureux ses semblables.

Qu'on croie à Dieu, qu'on se berce de l'espérance d'une vie d'outre-tombe, nous le comprenons aussi bien que personne. Nous savons trop par expérience quel allégement les notions spiritualistes produisent dans des moments de douloureuses séparations, pour ne point les condamner brutalement; mais, au moins, que ce spiritualisme soit pur de toute contrainte, de toute fiction sacerdotale, légendaire, scolastique; qu'on croie

spontanément sans commandements, sans sophismes, à la récompense de la vertu, à la punition
du crime, au-delà de la tombe, sans distinction de
temps, de lieux, de nations. La vraie morale doit
être libre, son code doit être la conscience et non
pas un formulaire de préceptes, de maximes variables avec les siècles, les peuples, les théologies.
Etre religieux, c'est être moral; être moral, c'est
être honnête homme, vivre de son travail, aimer
ses semblables, les secourir autant qu'on le peut.

En jetant un regard rétrospectif sur les siècles
écoulés, il est facile de se rendre compte du rôle
des hypothèses anthropologiques. Le médecin
perçoit une infinité de doctrines médicales, variables avec les contrées, instables avec les formes
politiques, les institutions religieuses. Cependant
il peut les ramener à trois principales, d'où émer-
gent toutes les autres : l'une fondée sur la foi ou
la croyance imposée; l'autre sur la métaphysique
ou l'imagination; une troisième sur les progrès
successifs de l'anthropologie.

Fille des premiers âges historiques, où la force
et la superstition, deux sœurs inséparables,
régnaient et gouvernaient le monde, la doctrine
théologo-médicale expliquait facilement la vie et
la mort, la santé et la maladie, par des êtres sur-

naturels. Que n'expliquerait pas la théologie,
science des sciences qui les étudie toutes pour
toutes les absorber! Dans ses sermons vides de
raisons philosophiques, mais remplis de lieux communs aussi superbement exprimés que théâtrale-
ment exposés, Lacordaire avait bien raison de faire
de la théologie le couronnement de l'édifice scientifique, de soumettre aux dogmes théocratiques
des Beni-Israël antiques et modernes les connaissances humaines, de faire prévaloir la foi sur
la raison. Aussi, le premier, comme le dernier
des ultramontains, croit porter l'Olympe sur sa
tête tonsurée. Initiés au ciel, dont ils sont les
humbles mandataires ici-bas, ne doivent-ils pas
régenter le monde, dominer la terre, conduire le
troupeau humain?

Avec quelle fatuité, avec quelle outrecuidance
hautaine les Félix, les Hyacinthe, les Bonnechose,
les Dupanloup parlent de tout, à propos de tout,
en amalgamant quelques mots latins à leurs
dires emphatiques. Parfois on est pris d'un sentiment de dépit, de tristesse toujours, en entendant
ces rhéteurs, n'ayant jamais rien appris que leur
grimoire, les saintes décrétales, les élucubrations
des Athanase, des Augustin, des Grégoire, des
Jérôme, traiter en despotes, en maîtres souve-

rains, de la religion, de la politique, de la médecine même. Si en voulant faire prévaloir la
croyance sur la science, l'ignorance sur le savoir,
ils étaient au moins tolérants. Mais non ; ils ne
le peuvent pas ; la tolérance a pour sœur la science.
S'ils sont amis des honneurs et des distinctions
comme leurs aînés, les grands-prêtres des Beni-
Israël, ils prisent le savoir comme les juifs esti-
maient la culture grecque. Aussi sont-ils haineux
contre le libre penseur. *Blasphemavit*, qu'il soit
maudit; car pour eux, être moral ou honnête
homme, c'est se soumettre humblement aux ordres partis de Rome.

La doctrine théologo-médicale antique a trôné
dans toutes les contrées. Il n'est pas un peuple
qui n'ait eu ses devins, ses thaumaturges, ses
impies divins, protégés constamment par le bras
séculier. Maîtres d'ici-bas, gouvernants d'outre-
tombe, savaient très-bien se comprendre et s'unir
pour commander à une imbécile humanité. Comme
le disait avec tant de justesse St-Cyrille, dont un
de nos évêques rapportait dernièrement les paroles : « Le bien que César fait à l'église, ne retour-
ne-t-il pas à l'empire ? »

Que pouvait être la médecine primitive avec
des notions propres à tenir les humains courbés

sous la plus honteuse ignorance? Un tissu de pratiques superstitieuses, mensongères, trop souvent
cruelles. Dans les premiers siècles historiques,
l'art médical était ce qu'il est au Maroc, à Tripoli,
dans les états du roi Dahomey, à la Mecque, en un
mot, dans toutes les contrées où règne l'obscurantisme, où trône la théocratie. On était malade, on
guérissait, on mourait, parce que c'était écrit
Là-Haut.

Une seule nation antique, le peuple grec, eut
des prêtres-médecins un peu instruits. Les asclépiades notèrent les symptômes des maladies; mais
loin de dévoiler leur art, de le pratiquer au grand
jour, ils l'enfermaient dans des temples, l'entou-
rant de mille cérémonies grotesques et mercantiles, comiquement flétries par Aristophane. Ils
saisissaient très-bien l'influence perturbatrice
qu'aurait jeté au sein de leurs jongleries la moindre divulgation du savoir. Au lieu de communiquer les quelques notions empiriques qu'ils
avaient acquises, ils les tenaient secrètes, et si
un asclépiade, un prêtre-médecin, avait la témérité
de les divulguer, il le payait de sa vie.

« Schultz donne une explication ingénieuse du
récit mythologique, où l'on représente Esculape
foudroyé. — Il pense que les prêtres, qui desser-

vaient les temples, exprimaient par ce symbole
l'obligation de renfermer la science dans l'enceinte
sacrée, et de ne pas la jeter dans les mains pro-
fanes du vulgaire. » (Littré, trad. Hippocrate.)

L'explication de Schultz peut être ingénieuse;
mais, au fond, elle exprime la vérité. S'il est
des oiseaux qui vivent au sein de la nuit, dont les
jouissances sont d'autant plus grandes que cette
nuit est plus obscure, il est des créatures humaines qui ne vivent que de l'affaissement de l'intelligence. La science les éblouit, comme la lumière
étourdit le hibou.

Heureusement, en dehors des castes sacerdotales, apparaissent chez le peuple grec des hommes
assez courageux pour briser avec la théocratie,
de toutes les tyrannies la plus détestable; car à
une suffisance outrée, à un orgueil effréné, elle
mêle nous ne savons quoi de haineux, d'intolérant, qu'on rencontre rarement ailleurs. Ces
hommes seront honnis, calomniés, persécutés. —
Le bras séculier venant au secours de sa bonne
sœur jumelle, la théologie, on brûlera les penseurs,
on leur fera boire la ciguë. Mais qu'importent les
persécutions, la calomnie, la mort même, pour
celui qui aime la vérité et veut la connaître.
Comme Lucrèce l'écrit avec tant de raison, à pro-

pos d'un illustre mort, qui sera à jamais chargé, ainsi que le XVIII° siècle, des invectives de la gent clérico-tyrannique : « Rien ne put arrêter les philosophes grecs. Bien au contraire, l'effrayante renommée des dieux, les éclats de l'Olympe menaçant, ne firent qu'irriter leur courage. »

A l'inscription de l'ignorance : nul ne m'a connu, nul ne me connaitra, nos impies antiques opposent un drapeau révolutionnaire, sur lequel sont inscrits deux mots jusqu'alors inconnus aux pauvres humains, et depuis l'effroi de toutes les théologies, plus particulièrement de la théocratie judaïco-grecque : γνῶθι σεαυτόν.

En effet, se connaître, c'est vouloir être libre, demander son existence au travail, baser sa règle de conduite sur la conscience éclairée par le savoir, reposer sa morale, ses devoirs, sa religion sur la justice et non sur des commandements, des formules bizarres imposées au nom des castes sacerdotales et de la raison d'état.

Les philosophes grecs rejettent l'intervention divine, la providence, annihilation du libre arbitre, fondement de la fatalité. Hippocrate résume la pensée de ses illustres compatriotes dans cette phrase laconique, mais si expressive : οὐδὲν ἄνευ φύσιος γίγνεται.

Parlant de la maladie des Scythes, le père de
la médecine traçait ces lignes que nos médecins
théologues, nos hippocratistes modernes, vitalistes,
devraient retenir et méditer : « Pour moi, je pense
que cette maladie vient de la divinité, comme
toutes les autres, qu'aucune n'est plus divine ou
plus humaine que l'autre, que toutes sont semblables. Chaque maladie a comme celle-là une cause
naturelle, et sans cause naturelle aucune ne se
produit. Cette maladie affecte surtout les riches.
Or, si elle était plus divine que les autres, il fallait
qu'elle ne fût pas exclusive aux plus nobles et aux
plus riches des Scythes, mais qu'elle attaquât de
préférence ceux qui possèdent le moins, et qui
n'offrent point de sacrifices, s'il est vrai que les
dieux se plaisent aux hommages des hommes, et
les en récompensent par des faveurs. Car les
riches peuvent immoler de nombreuses victimes,
présenter des offrandes, user de leur fortune pour
honorer les dieux ; tandis que les pauvres sont
empêchés, par l'indigence, de les honorer également, et les accusent de cette indigence. Ainsi,
la peine de telles offenses devrait plutôt frapper
les pauvres que les riches. « *Mais, ainsi que je l'ai
dit plus haut, tout cela est divin, comme tout le
reste. — Chaque chose est produite conformément*

aux lois naturelles. » (Traité des airs, des eaux et des lieux.)

Oui, les faits ont tous une cause naturelle ; tous se produisent conformément aux lois naturelles. Depuis, la science n'a fait que confirmer ce judicieux aperçu hippocratique. Ainsi que l'écrit M. Littré : le grand, seul et éternel miracle, est l'existence des choses, la succession et l'enchainement des faits.

Le vieillard de Cos ne se contente pas de formuler le οὐδὲν ἄνευ φύσιος γίγνεται, il est indigné contre les thaumaturges, les devins, les faiseurs de miracles. « Avec leurs discours et leurs artifices, ils se donnent pour posséder un pouvoir supérieur, et trompent le monde, en prescrivant des expiations et des purifications, car ils ne parlent que de l'influence des dieux et des démons. Dans leur opinion, de tels discours vont à la piété ; dans la mienne, ils vont plutôt à l'impiété. Ce qui, d'après ces gens-là, est religieux et divin, est pour moi impie, irréligieux. Ils prétendent savoir les moyens de faire descendre la lune, d'éclipser le soleil, de provoquer l'orage ou le beau temps, la pluie et la sécheresse, et tant d'autres merveilles. Quelle que soit la cause, soit rites, soit tout autre connaissance ou pratique dont les gens de *ce métier* disent

tenir le pouvoir, ils ne m'en paraissent pas moins
être dans l'impiété. — Si un homme, par des actes
magiques, des sacrifices, fait descendre la lune,
éclipse le soleil, provoque l'orage ou le calme, je
ne vois rien là qui soit humain. Bien au contraire,
tout est humain ; car la puissance divine est asser-
vie par l'intelligence d'un homme. Il n'en est pas
ainsi ; mais des gens pressés par le besoin s'ingé-
nient de mille manières, et ont les imaginations
les plus diverses pour la maladie dont il s'agit,
comme pour tout le reste, attribuant pour chaque
forme de l'affection la cause à un dieu. Ils rap-
pellent ces idées non pas une fois, mais cent. Si le
malade imite le bêlement de la chèvre, s'il grince
des dents, ils disent que la mère des dieux est la
cause du mal. Pousse-t-il des cris plus aigus et plus
forts, ils le comparent à un cheval, et accusent
Neptune. Si quelque peu d'excrément est rendu,
ce qui arrive souvent par les efforts que fait le
malade, le surnom est la déesse Cnodie. Si ces
excréments sont plus ténus et plus fréquents, le
surnom est Apollon-Nomius. — Avec l'écume à
la bouche et des battements de pieds, c'est Mars
qui est inculpé. Quand, la nuit, surviennent des
peurs, des terreurs, des délires, des visions
effrayantes, ce sont, disent-ils, des assauts d'Hé-

cate, des irruptions de Héros. Alors, ils emploient les purifications et les incantations, faisant, à mon sens, de la divinité ce qu'il y a de moins saint et de moins sacré. Car ils purifient les personnes atteintes de la maladie avec du sang, et autres choses de ce genre, comme si c'étaient gens ayant quelque souillure, des scélérats, des individus ayant commis quelque action sacrilège. Loin de là, il faudrait employer des pratiques contraires, aller dans les temples implorer les dieux, si tant est que la divinité soit en cause. Pour moi, je pense que le corps de l'homme n'est pas souillé par la divinité, ce qu'il y a de plus frêle par ce qu'il y a de plus pur. » (*Traité de la Maladie sacrée.*)

O malheureux aliénés du moyen-âge, qu'aurait pensé le père de la médecine, dans quel siècle se serait-il cru reporté, en vous voyant monter par milliers sur les bûchers? On n'allait pas dans les temples prier Dieu, on vous traitait bien comme de vils scélérats.

Les médecins actuels sont loin de partager l'opinion d'Hippocrate sur le rôle de la providence; ils sont loin de reconnaître le οὐδὲν ἄνευ φύσιος γίγνεται. Sans parler des stahlianistes, des hippocratistes modernes, prenons pour exemple une école à juste titre célèbre par ses penseurs, ses écrivains,

ses hommes érudits. — Montpellier ne croit pas
seulement à l'intervention divine dans l'accomplissement des phénomènes cosmologiques. Son
représentant le plus illustre discute les miracles,
pour les adapter au double dynamisme humain,
non pas les miracles d'Apollon, d'Isis, d'Osiris,
d'Esculape, mais ceux de la tribu de Judas.
Si nous lisions à la place de l'inscription : *Olim Cos
nunc Montpelliensis*, gravée au frontispice de la
Faculté de médecine de Montpellier : *Olim Hiero-
solyma nunc Montpelliensis*, nous comprendrions
cette inscription. Elle aurait sa raison d'être, elle
serait logiquement déduite des dogmes de la théologie hébraïque. Sur le drapeau barthézien doit
être inscrit, et ceci est une déduction nécessaire
des principes professés par l'école de Montpellier,
non pas le οὐδὲν ἄνευ φύσιος γίγνεται, mais l'*in hoc
signo vinces*.

Dégagés de l'esprit théologique, adversaires
déclarés et irréconciliables de la croyance imposée, les philosophes voulurent se rendre compte
de la nature humaine, expliquer la vie. Ils avaient
discuté l'origine et le commencement des choses;
ils avaient raisonné sur les éléments dont sont
formées les substances. Pourquoi n'auraient-ils pas
formulé une conception de l'existence? Pourquoi

leurs investigations n'auraient-elles pas porté sur l'organisme des êtres vivants? Ils le tentèrent, mais ils ne purent y parvenir. Alors, à défaut du savoir, intervint l'imagination. La métaphysique explique ce que la foi avait résolu et imposé. On interprète la vie d'une infinité de manières : tantôt par les éléments isolés ou combinés, tantôt par les qualités élémentaires, les attributs de la matière, convertis en facultés occultes; à la fin par des notions psychiques, animiques. De là, une conception de la nature humaine des plus variables, tant de doctrines anthropologiques, et par suite tant de systèmes médicaux; systèmes et doctrines si nombreuses, qu'elles firent échapper à Héraclite ces paroles caractéristiques d'un âge où la pensée, si longtemps comprimée, prenait pour la première fois son libre essor : « Il n'y aurait rien dans le monde de si sots que les grammairiens, s'il n'y avait pas des médecins. »

Les véritables sots, si sots il y avait, certes, ce n'étaient pas les médecins, mais les philosophes, et Héraclite le premier, dont les idées dominaient comme elles doivent le faire, tout ce qui se rattache à la sociabilité. Pourquoi la même divergence d'opinions ne se serait-elle pas manifestée en médecine, comme elle se produisait en religion? Etaient-ce

des sots, ces pythagoriciens, ces épicuriens, ces académiciens, ces stoïciens, ces péripatéticiens, et tant
d'autres sectes philosophiques qui fondèrent des
systèmes métaphysiques si opposés? Non, c'étaient
tout simplement de nobles ambitieux. — Titans
de la pensée, ces audacieux génies cherchaient à
escalader l'inconnu, à deviner ce qu'ils ne pouvaient comprendre; et ils le firent non pas par la
force et la fourberie, mais par la raison, ce fléau
de toutes les tyrannies tonsurées et césariennes.
Aussi, un abîme sépare-t-il la médecine philosophique grecque de la médecine théurgique. — Les
médecins du droit divin antique, les prêtres, étaient
des devins, des thaumaturges, se couvrant du
manteau de la divinité pour voiler leur ignorance,
imposant astucieusement leurs dires, souillant de
pratiques superstitieuses un art qui ne doit vivre
que de lumière. Les médecins philosophes font tout
le contraire. S'ils émettent des doctrines médicales
sans nombre, s'ils se contredisent sur la conception
de la vie, de la santé et de la maladie, leurs notions
n'en sont pas moins frappées de ce cachet qui fait
même respecter les errements de la libre pensée :
l'amour et la recherche de la vérité, alliées à une
conviction sincère, libre de tout préjugé et pleine
de désintéressement. — S'ils fondaient des sys-

tèmes médicaux, ils ne les imposaient pas. Ils
étaient tolérants. S'ils avaient des disciples, ces
disciples voulaient bien venir à eux pour suivre
leurs leçons, accepter ou rejeter leurs idées.
Les castes sacerdotales avaient renfermé la médecine dans l'enceinte sacrée des temples; elles en
avaient fait un art de cérémonies mystérieuses,
de pratiques ridicules et mercantiles. Nos médecins-
philosophes agissent autrement : ils pratiquent
l'art médical au grand jour; ce qu'ils savent,
ils veulent le communiquer. Pour eux, la diffu-
sion des lumières est la loi suprême de l'art
médical.

« Dans le traité de l'ancienne médecine, Hippocrate dit qu'il faut expliquer aux gens ignorants
en médecine, les maladies qu'ils éprouvent, et
qu'on s'écarte de la réalité, quand on ne sait pas
se faire comprendre d'eux. Platon, en plusieurs
endroits de ses ouvrages, dit la même chose. « Le
médecin s'enquérant auprès du malade et de ses
amis, apprend certains détails et l'instruit autant
que possible. » Ailleurs, il représente le médecin
conversant avec son malade, allant dans ses explications jusqu'à la philosophie et développant toute
la nature du corps. (Littré. *OEuvres d'Hippocrate.*
Introd., p. 312, liv. I.)

Le vieillard de Cos, dont le nom résume l'art médical antique, a été à juste titre surnommé le père de la médecine. D'abord, parce qu'il a formulé le οὐδὲν ἄνευ φύσιος, flagellé, comme ils le méritaient, les faiseurs de cures miraculeuses, thaumaturges se couvrant du manteau de la divinité, pour voiler leur ignorance et tromper le monde ; puis, parce que ce type incomparable de la philosophie grecque, alliant l'observation à un esprit synthétique, a jeté les vraies assises de l'édifice médical qui devait s'élever péniblement dans le long cours des âges, et dont le couronnement ne pouvait s'effectuer qu'avec les progrès merveilleux de la chimie.

Pour lui, le monde est dans un état de permutation, de transformation perpétuelle. « Rien ne s'anéantit, rien ne naît qui ne fût auparavant ; mais se mêlant et se séparant, les choses changent de place. Le fait est que tout croît et décroît, atteignant son maximum et son minimum possibles. Se mêlant, les choses accomplissent leurs destinées. La destruction vient à bout de chaque chose : au plus grand du plus petit, au plus petit du plus grand. Le plus grand s'accroît aux dépens du plus petit, le plus petit aux dépens du plus grand. » *(Traité de la Maladie sacrée.)*

Appliquant ces idées à l'organisme, Hippocrate y perçoit la même similitude, la même mutation. « Les hommes scient le bois : l'un tire, l'autre pousse ; ils font cependant la même besogne. De même pour la nature humaine : ceci pousse, cela tire ; ceci donne, cela prend, donne à ceci, prend à cela, etc. » *(Traité de la Maladie sacrée.)*

Avec cette conception de la vie qui se résume dans un échange continu de molécules entre les milieux et l'organisme, depuis le berceau jusqu'à la tombe, le vieillard de Cos étudie tout ce qui peut troubler la santé, l'harmonie des actes physiologiques. Air, aliments, boissons, exercices, vêtements, climats, saisons, etc., rien n'échappe à ses investigations. Il n'a pas l'heureux privilège de jouir des moyens merveilleux d'expérimentation, qui nous font connaître la constitution atomistique des substances ; il ne possède ni filtres, ni microscope, ni agents réactifs, ni cette admirable langue chimique digne d'avoir été créée au XVIIIᵉ siècle ; mais, à défaut de ces moyens d'investigations, de tant de données scientifiques dont notre siècle est si riche, cet illustre philosophe avait pour lui l'esprit observateur. Il savait que si une perturbation générale était jetée dans l'organisme, elle n'était pas l'effet d'une cause surna-

turelle, providentielle, divine, mais bien la conséquence de causes naturelles partant de l'homme
ou des milieux.

Comme l'étiologie, la pathologie est subordonnée à la conception de la vie. Point de maladies
sine materiá, point de maladies théologiques, pas
de subdivisions cnidiennes, mais une synthèse
pathologique, des groupes, des communautés de
maladies se reliant à l'économie tout entière, au
cercle vital qui concourt dans son ensemble à maintenir l'existence.

Quant à l'application de la médecine hippocratique, elle peut se résumer dans ces quelques
lignes, si souvent travesties, et dont le praticien
est à même de vérifier chaque jour la justesse :
« Les maladies bénignes sont dix fois plus nombreuses que les maladies graves, et guérissent par
les seuls efforts de l'organisme. »

Conquérante de la Grèce, Rome hérita des idées
philosophiques de la patrie de Solon. Elle avait
eu ses médecins thaumaturges, ses devins, ses
imposteurs mystiques, ses *mendici medici* ridiculi-
sés par Plaute, adroits fripons qui, de tout temps,
ont trompé le monde et abusé de son ignorance,
de sa crédulité, pour s'enrichir à l'aide de jongleries, de quelques drogues, de quelques spéci-

fiques propres à tous les maux. Elle devait avoir
ses médecins philosophes.

Ce furent les mêmes doctrines médicales, les
mêmes systèmes métaphysiques transportés sur
une scène topographique différente. Les plus illustres médecins romains, Asclépiade et Galien,
ne firent que copier, l'un Epicure ; l'autre Platon,
qu'il appelle le prince des philosophes. — Celui-ci
expliquera tout par les atomes ; celui-là admettra
l'âme concupiscible, dont le siège est dans le foie,
l'âme courageuse dont le siège est dans le cœur,
l'âme intelligente, sociable, dont le siège est dans
l'encéphale. Et comment pouvait-il en être autrement? Comment les philosophes romains auraient-
ils pu créer d'autres systèmes ontologiques, psychiques? L'imagination brillante des Hellênes n'a-
vait-elle pas tout idéalisé? Les sots dont parlait
Héraclite n'avaient-ils pas tout idéalisé, tout imaginé? N'avaient-ils pas navigué à pleines voiles
dans un vaste océan, l'infini, qui attire sans cesse
la pensée?

La médecine romaine aurait pu faire des progrès
remarquables, sans l'avènement de cette ère soldatesque qui commence aux Sylla et aux Marius,
pour arriver au bas-empire. La civilisation devait
crouler et la barbarie renaître plus puissante

que jamais. Si la Grèce avait eu son Chéronée,
l'Italie avait eu son Pharsale. A Rome républicaine
avait succédé l'empire avec ses prétoriens, son sénat abject, le *panem et circenses*, les gladiateurs,
les arènes, en un mot tout ce qui peine à l'âme,
tout ce qui fait les tyrans, tout ce qu'ont si énergiquement peint, buriné, flétri Tacite et Juvénal.
Aux Octave, un vrai félin, se couvrant du manteau de la clémence, après s'être souillé de crimes,
succédaient les Tibère, les Caligula, les Néron, les
Claude, la cruauté, la honte, l'hypocrisie, la bas-
sesse, le parricide, la stupidité. Et comme ce n'était
pas assez de ces monstres couronnés, il fallait encore,
pour comble d'infortune, des prostituées impéria-
les : des Julies, des Popées, des Messalines. Les sectes
fourriériste, St-Simonienne, positiviste, peuvent
vanter l'ère impériale romaine; elles sont malheureusement logiques avec les principes de fatalisme et de providence qu'elles professent. Quant
à nous matérialistes, l'ère des Césars est l'ère du
crime et du vice.

La république romaine avait donné le jour à
quelques médecins philosophes. Sous l'empire, ce
qu'était la politique, la médecine le devint. Elle
n'en fut que le triste reflet : un art de charlatans,
d'empiriques éhontés, serviles; art de drogues

procurant honneurs, richesses et distinctions. An-
dromaque avait remplacé Hippocrate, la thériaque
la ptisane. C'était l'époque où « les Cassius, les
Calpetanus, les Arruntius et bien d'autres rece-
vaient des princes plus de 50,000 fr. par an.
Sterninius estimait ses soins à la cour plus de
100,000 fr., sans compter sa clientèle qui lui
en rapportait 120,000. Claude donnait au frère
de ce médecin des honoraires non moins élevés,
si bien que les deux frères, même après avoir
compromis leur fortune à embellir Naples, lais-
sèrent encore à leurs héritiers six millions trois
cent mille francs. Thessalus, qui ne marchait
jamais sans un immense et brillant cortège d'esclaves, fit relever les murs de sa ville natale, et
laissa plus de deux millions. Charmis, venu de
Marseille pour s'établir à Rome, se fit payer
42,000 fr. pour une visite en Provence, et Claude
confisqua 2 millions 100,000 fr. au chirur-
gien Alcon qui, au retour de l'exil, eut bientôt
réparé cette brèche énorme. Ces fortunes colossales, ces honoraires exagérés, sont à peu près
inconnus dans les temps modernes. » (Charles
Daremberg, *la Médecine*, p. 32). Non, ces fortunes colossales, ces honoraires exagérés ne sont
point inconnus à notre époque. L'humble prati-

cien qui se contente de gagner quelques didrach-
mes, le sait mieux que personne; il connaît des
Cassius, des Calpetanus, des Arruntius, qui se
procurent ce que possédaient les Thessalus et les
Charmis.

L'art médical n'était pas devenu seulement une
affaire de honteuse spéculation; on ne se contenta
pas de formuler, de créer drogues sur drogues.
Dans ces tristes siècles de césarisme, « on poussa
la turpitude jusqu'à publier des recettes de poisons
et des instructions sur l'art de les employer. Infamie que Galien a signalée avec tous les sentiments d'horreur qu'elle doit inspirer. » (Broussais, *Examen des Doctrines médicales*, tom. I,
p. 191.)

Que pouvait devenir la protestation indignée
de l'illustre et honnête médecin de Pergame, dans
une société où l'on ne vivait que *pro dominatione
serviliter;* où la pensée était étouffée, où la force
prétorienne muselait l'intelligence, où l'on tenait
plus compte des organes sous-diaphragmatiques
que de l'encéphale? Elle devait, comme dans tout
gouvernement tyrannique, échouer infaillible-
ment, et avoir le sort de celles de Juvénal et de
Tacite.

Le despotisme avait précédé, la superstition

devait suivre et donner le coup de grâce à la
médecine, qu'une politique césarienne avait si
profondément abaissée. Le principe théologique,
ce briarée qui avait, pendant des siècles, étreint
la pensée, contre lequel s'était levée tout entière la philosophie grecque, si admirablement
représentée par Hippocrate dans son réquisitoire
contre les thaumaturges, devait renaître, et cette
fois plus terrible que jamais; car il s'était retrempé
dans les dogmes sépulcraux des Bédouins-Israé-
lites, peuplade ignorante et fanatique qui a mau-
di l'antiquité, mais pour laquelle l'antiquité n'eut
que du mépris. En ressaisissant le pouvoir, la
théocratie promit de ne s'en dessaisir qu'à la dernière extrémité; de dominer le monde par la
force, l'ignorance, la misère; de lutter par le fer,
le feu, la calomnie, contre les téméraires qui ose-
raient lui contester sa puissance. Elle a tenu
parole.

Il en est de même en politique. La tyrannie
restaurée est d'autant plus insolente, plus hautaine, plus brutale, qu'elle a eu pour auxiliaires
le parjure et le crime, et pour assises les ruines
de la liberté.

Dans l'existence des peuples, s'il surgit parfois de grandes âmes qui résument une ère his-

torique, il est des villes qui marquent les étapes principales franchies par l'humanité. Athènes avait été un merveilleux foyer de lumière intellectuelle; Alexandrie, ville moitié grecque, moitié orientale, devait être la cité des ténèbres, le berceau d'une théologie qui devait, pendant des siècles, arrêter la civilisation. Athènes avait vu arborer l'étendard philosophique sur lequel était écrit le οὐδὲν ἄνευ φύσιος γίγνεται, Alexandrie vit arborer un drapeau contraire, sur lequel sera inscrit l'*in hoc signo vinces*.

Après les malheurs de la patrie de Périclès, livrée aux horreurs de la guerre civile, suscitée par d'ambitieux soldats se disputant les lambeaux de l'éphémère empire du meurtrier de Callisthènes, de Parménion et de tant d'autres, la cité des Ptolémées était devenue une véritable pépinière de rhéteurs accourus de la Grèce. Ils lurent, copièrent, commentèrent les auteurs grecs. Existe-t-il un seul Dieu ou plusieurs dieux? Existe-t-il une âme unique ou plusieurs âmes? Quel est le rôle de ce Dieu ou de ces dieux dans le monde? Quel est le rôle de l'âme ou de ces âmes dans l'organisme? Telles sont les questions que nos métaphysiciens abordent et vont agiter. Ils argumentent, sans jamais pouvoir se comprendre, ainsi que cela arrive dans toute discussion ontologique. En psychologie, les uns admettent une âme, les autres deux, ceux-ci trois. En théologie, les uns sont pour un Dieu unique, les autres en reconnaissent deux, ceux-ci fondent avec la trinité motrice d'Aristote la fameuse doctrine des hypostases, qui servira de fondement à la trinité théologique du christianisme.

Pendant des siècles les sophistes d'Alexandrie ont discuté, rediscuté ces notions absolues, sans faire avancer d'un pas la science. Que disons-nous! ils n'ont servi qu'à énerver l'intelligence, à la plonger dans le mysticisme, et à préparer l'avènement d'une nouvelle théocratie.

Sous la domination romaine, la scène grandit et se complique d'une manière étrange et déplorable pour la civilisation. Placée sur les confins de l'Asie et de l'Afrique, dans une contrée éternellement privilégiée de la superstition et du despotisme, Alexandrie devint sous les Césars le rendez-vous des illuminés de l'Orient. De la Syrie, de la Judée, de la Phénicie, de l'Egypte, de l'Asie-Mineure, conquises par les Romains, il n'y avait qu'un pas à faire pour se rendre dans cette Mecque du christianisme. Nos fanatiques s'y rendirent, non pas avec des idées philosophiques,

mais avec cet esprit intolérant, superstitieux qui,
de temps immémorial, a caractérisé les populations sémitiques. Que leur importait la science!
ils la prisaient comme nos ultramontains prisent
le progrès. Ils avaient d'autres visées, un autre
but : relever leur théocratie, tout en la replâtrant
avec les maximes émises par les sages de la Grèce.
Juifs, Syriens, Phéniciens, Epyptiens, Carthagi-
nois, Ciliciens, Cappadociens, etc., théosophèrent
à n'en plus finir. Ils entreprirent une croisade
implacable contre le polythéisme; mais ce paganisme que la philosophie grecque et romaine re-
poussait au nom de l'οὐδὲν ἄνευ φύσιος γίγνεται,
qu'elle avait sapé par le raisonnement, eux le
rejetaient en haine de leur foi.

Pour bien comprendre le passé, il est toujours
nécessaire de réfléchir sur le présent. Qu'on nous
permette de l'écrire : Alexandrie était une antique
rue de Poitiers théologique. Nous avons eu à
deux mille ans d'intervalle nos Juifs modernes,
nos calvinistes, nos luthériens, nos gallicans, nos
ultramontains, tous hommes de sacristie et d'absolutisme, entreprenant avec un acharnement
inouï une croisade impie contre la république de
48. Ce que les aînés firent en théologie, les cadets l'accomplirent alors en politique. Seulement

les temps étant changés, les moyens durent
différer, quoique le but fut au fond le même : la
servitude. Les aînés s'étaient adressés, et pour
cause, à la classe si dédaigneusement quali-
fiée de vile populace par M. Thiers; les cadets
s'adressèrent à la classe riche. Les Romieu évo-
quèrent 93, le drapeau rouge, la guillotine, la
jaquerie, pour faire peur du peuple à la bourgeoi-
sie. Que ce soit dans l'antiquité, que ce soit dans
l'âge moderne : diviser pour régner a été de tous
temps l'adage de la tyrannie politique et sacerdotale.

Entre tant de sectes théologiques qui virent le
jour dans la capitale des Ptolémées, sectes unies
un instant pour abattre le polythéisme, mais se
détestant de cette haine aveugle, terrible, que la
foi inspire, une sut profiter merveilleusement
des circonstances et effaça toutes les autres. Depuis son succès a justifié ses apôtres. La légende
est intervenue et a couronné d'une auréole divine
des hommes que notre époque répudierait certainement, si elle n'était point dominée par les
préjugés théologiques. Elle est tellement dominée
par ces idoles de l'enfance et de l'école, qu'il n'est
pas jusqu'à M. Littré qui écrit : « Parmi les
ouvriers qui ne manqueront pas à la philosophie

positive, heureux ceux à qui il sera donné de signaler leurs noms et de mériter une reconnais-
sance pareille à celle que méritèrent les glorieux
fondateurs du christianisme. » (Conservation, révolution, positivisme, préface.)

Quels sont donc ces glorieux fondateurs ? Etaient-
ce des hommes prêchant le travail, la science,
l'amélioration physique et intellectuelle de l'espèce
humaine ? La légende peut nous bercer de ces
récits puérils, mais l'histoire, envers et contre
tous, répond le contraire. On aura beau dire,
écrire, affirmer : le christianisme primitif, le christianisme non amendé par le savoir, le christianisme tel qu'il fleurit à Rome, était fondé sur le
mépris de cette planète qui ne devait pas tarder
à crouler. Pour aller où, grands dieux !

Empruntant aux philosophes d'Alexandrie leur
trinité hypostatique qui sauvegardait admirablement le juif Jésus, fils du dieu d'Israël, Jéhova ;
à Platon le dogme de l'immortalité de l'âme, les
apôtres de cette secte hébraïque allaient partout
annonçant la fin du monde, *l'appropinquante fine
mundi*. Et pourquoi le monde n'aurait-il pas fini ?
La nation juive, qui devait tenir le sceptre des
nations, n'avait-elle pas été domptée, subjuguée !
Périssent les colonies plutôt qu'un principe, s'é-

criait un conventionnel. Périsse l'univers plutôt
que la nation des Béni-Israël, répétaient les marabouts juifs. Et ce cri sinistre, après dix-neuf siècles
écoulés, retentit de nouveau parmi les défenseurs
de la papauté. Périsse le monde plutôt que la destruction du pouvoir temporel, s'écrient les gazettes dévotes.

Ces glorieux fondateurs du christianisme, ces
porteurs de nouvelles funèbres, ces Jérémies de
l'humanité, prêchant partout que le règne de l'a-
bomination devait finir, furent d'abord très-hum-
bles, ils l'avouent eux-mêmes : ils étaient doux
comme des serpents, mais rusés comme des colombes. Colombes, ils ne voulaient à aucun prix
de cette vallée de larmes ; le jugement dernier
allant sonner. Aussi prêchaient-ils, comme prix du
séjour céleste : la pauvreté, la souffrance, l'ignorance, la mendicité. Serpents, ils ne voulaient
point commander ; ils proclamaient partout une
entière, une absolue soumission à César, n'importe
lequel. Mais une fois que ce théologisme hybride,
cette compagnie de Jésus, dont on ne voit grandir la puissance que dans de mauvais jours, qui
n'a dû son succès qu'à une époque déplorable de
césarisme, où l'âme humaine était obligée de s'en
rapporter à un séjour idéal, en voyant l'iniquité

sur la terre, fut assez puissant pour capter l'esprit des empereurs, dont il servait admirablement la cause, et s'asseoir sur le trône de Tibère, ce jour-là la scène changea complètement. Le masque tomba. Les colombes s'envolèrent pour jamais; il ne resta que des serpents d'autant plus hautains, plus arrogants, plus intolérants, plus dominateurs, que le but poursuivi avait été plus péniblement atteint. Et ce ciel rêvé par Platon, qui avait valu la ciguë au fils de Sophronisque, sur l'espoir duquel s'était reposée la grande âme de Caton, devint l'arme la plus machiavélique contre les opprimés. Le spiritualisme fut sacrifié à la théocratie; la morale subordonnée à un absolutisme sacerdotal jusqu'alors sans exemple dans les fastes de l'histoire.

La volte-face opérée par nos aînés théologues, nous l'avons vu se reproduire, ces dernières années, d'une manière si frappante, que vraiment on se serait cru reporté au temps des Constantin et des Théodose. Qui ne se souvient des Veuillot, des Riancey, acclamant la république, ouvrant, dans les colonnes de leurs feuilles ultramontaines, des souscriptions pour les blessés de février? Qui ne se rappelle la bénédiction des arbres de liberté, les *Te Deum* chantés pour appeler les faveurs du

Dieu d'Israël sur une constitution qu'un peuple s'était librement donnée? République, liberté, amélioration de la classe souffreteuse, c'est à qui des fils des croisés prononcerait le plus ces mots.

Qu'ont-ils fait depuis? Ce qu'ils ont fait! Après avoir muselé la liberté, ils l'ont étranglée. Ils n'ont pas eu même la délicatesse, la pudeur de garder le silence devant de grandes infortunes politiques. Ils ont tout bafoué, tout éreinté, tout vilipendé. Le génie grec ne trouvait pas même grâce aux yeux d'une gazette fameuse, moniteur des séminaires. Et nos gros mandarins mitrés d'applaudir, de faire l'éloge du bon frère Eugène, de l'attique Louis, de les porter aux nues. Que n'ont-ils eu alors le glaive d'un Constantin et d'un Théodose? Que n'ont-ils vécu au temps des Philippe d'Espagne, des ducs d'Albe, des François, des Louis et des Henri de France; comme ils auraient eu promptement justice des téméraires qui osent les regarder en face et discuter leurs élucubrations emphatiques. Mais il fallait une autre époque. La civilisation a eu raison de ces énergumènes. Aujourd'hui, ils recommencent à parler de liberté, de progrès. Ah! vénérables frères, on ne peut plus croire à vos paroles. Votre ère est à jamais finie. L'humanité n'est plus le soleil de Josué.

Le coup d'état théologique fait par Constantin,
non pas au nom de l'οὐδὲν ἄνευ φύσιος γίγνεται, mais
de l'*in hoc signo vinces* promettant la victoire à ce
César aussi cruel, mais plus vil que Tibère, il ne s'a-
gissait que d'arrêter les bases définitives de la nouvelle croyance, de donner le jour à une constitution théocratique; il était temps de mettre un
terme aux innombrables hérésies qui désolaient la
théocratie naissante, et de proclamer l'absolutisme
théologique. Alors apparaissent l'africain Augustin, le cappadocien Basile, le cappadocien Grégoire de Nysse, l'égyptien Athanase d'Alexandrie,
le syrien Chrysostôme d'Antioche, le cappadocien
Grégoire de Naziance, etc., qui formulent les articles
du nouveau culte et promulguent la charte chrétienne. En politique, on les qualifierait du nom
de législateurs; en théologie, on leur donna le nom
de pères de l'église. En effet, ce furent les vrais
fondateurs de la constitution chrétienne. Depuis
eux, hors des articles fondamentaux de leur charte
théologique, pas de salut dans l'autre monde;
la haine, la persécution et la calomnie ici-bas.
Les Arius, les Nestorius, les Eutychès, les Pélage,
etc., voulurent faire des observations. Hélas! le
temps n'était plus où les controverses théologiques
pouvaient impunément se produire, où Rome les

tolérait, tout impériale qu'elle était. Les siècles
étaient écoulés où les Plotin, les Porphyre, les
Jamblique, les Longus, les Proclus ouvraient des
cours, raisonnaient sur Dieu. A la métaphysique
avait succédé la croyance imposée, la foi; et le
bras séculier des Césars était là pour la protéger.
Nos christicoles si humbles d'abord, eux qui
avaient élevé si souvent la voix contre l'intolérance, l'oppression, devinrent les persécuteurs les
plus fanatiques, les plus cruels. Par ordre de Jus-
tinien, les écoles philosophiques étaient fermées à
Rome et à Athènes. A Alexandrie, Hypathie était
massacrée par une populace fanatique ameutée
par des moines. Pour convertir, on s'adressait au
glaive. On fit ce que firent depuis l'ignorant et san-
guinaire Charlemagne pour les Saxons, les Philippe d'Espagne pour l'Amérique, et ce que font
de nos jours les Mourrawief, les Annenkoff, les
Kauffmann, pour la malheureuse Pologne. Basili-
diens, donatistes, gnostiques, pélagiens, mani-
chéens sont excommuniés, traqués, poursuivis
comme des bêtes fauves. Le sang des ariens coula
à flots. Pourquoi ces persécutions, ce sang versé?
Pour des questions puériles aujourd'hui, mais ca-
pitales alors. Il fallait assurer l'édifice théologique,
la constitution théocratique qu'on venait de pro-

mulguer. Or, tout pouvoir qui commence par la force, qui s'étaye sur l'arbitraire, n'aime pas les controverses. Si plus tard il fait quelques concessions, il y sera contraint par les circonstances.

Quels étaient les promulgateurs de la charte théologique chrétienne, à laquelle on n'a pu toucher depuis, comme on ne pouvait toucher impunément à la charte hébraïque? Étaient-ce des philosophes reconnaissant le οὐδὲν ἄνευ φύσιος γίγνεται ; des savants ayant quelques notions de l'homme et du monde? Étaient-ce des Hippocrate, des Aristote, des Lucrèce, etc.? Non. C'étaient tout simplement des spirites, des thaumaturges. La science ils la prisaient comme nos catholiques prisent le progrès. C'étaient des Antonelli, des Passaglia, des Mérode, des Falloux, des Montalembert, des Dupanloup, des Bonnechose, des Pie de Rome et de Poitiers, des Félix et des Hyacinthe: le temps ne fait rien à la chose. C'étaient des ergoteurs comme nos sophistes de 48, qui, somme toute, ont été les plagiaires des notions des pères de l'Église. Les écrits des Ambroise, des Chrysostôme, des Grégoire, des Basile, comme l'a très-bien fait remarquer avec orgueil un fourriériste, M. Victor Meunier, renferment toutes les élucubrations des Cabet, des Proudhon, des Louis Blanc, des Henne-

quin, etc., notions malheureuses entre toutes et si
perfidement exploitées par les Romieu de 48.

Sur la divinité, les promulgateurs de la charte
chrétienne étaient tombés d'accord ; ils avaient reconnu un dieu en trois personnes unies hypostatiquement. Chose réelle quoique étrange ! si étrange
qu'on a bien fait d'en faire un mystère ; car si deux
et deux font quatre, comment comprendre qu'un
fait trois, et trois font un ? En psychologie, ils ne
purent s'entendre. La théologie, *science des sciences,
qui les étudie toutes pour toutes les absorber*, aurait
dû donner une définition nette , précise de l'âme,
de son rôle dans l'organisme. Et pourquoi ne l'aurait-elle pas fait ? Nos législateurs théologues n'é-
taient-ils pas initiés à ce qui se passe dans l'autre
vie ? Ne venaient-ils pas de soumettre la divinité à
leurs raisonnements, de donner à l'Être suprême
un fils et un être intermédiaire, un paraclet, le
St-Esprit ? N'avaient-ils pas escaladé le ciel pour
recevoir des ordres divins et les communiquer aux
mortels ? Nos docteurs de l'Église ne pratiquaient-
ils pas des cures miraculeuses ? N'étaient-ils pas des
devins, des thaumaturges, comme jamais l'antiquité
n'en avait vu ? Quand on a la science infuse, la philosophie divine, révélée, nous ne voyons pas ce qui
pourrait s'opposer à la découverte de la vérité aussi

bien en psychologie qu'en théologie. Eh bien ! la
chose fut impossible à réaliser. Les pères de l'Église,
si d'accord sur la théologie, ne purent s'entendre en psychologie. Les Basile, les Grégoire, les
Augustin, les Athanase, les Clément, qui parlaient
de tout, à propos de tout, comme nos rhéteurs
de 48, émirent les notions animiques les plus opposées. Les uns admirent une âme, les autres
deux, ceux-ci trois. Ils s'expliquèrent d'une manière si vague, que vitalistes, hippocratistes modernes, stahlianistes invoquent aujourd'hui, à
l'appui de leurs systèmes ontologiques, les mêmes
autorités. Dans l'arsenal psychologique des pères
de l'Église, on trouve, en effet, le pour et le contre.
Pour christianiser son double dynamisme humain,
M. Lordat citera St-Grégoire, St-Athanase, St-Ba-
sile. Pour ultramontaniser l'animisme, M. Boyer,
professeur à la faculté de médecine de Montpellier,
invoquera les mêmes autorités sacrées. S'excom-
munier pour des questions psychiques, le pouvait-
on raisonnablement? Qu'importait la psychologie,
du jour où les dogmes théocratiques, les commandements de morale étaient reconnus ! Qu'on admit
l'*animus* et l'*anima*, le νοῦς et le ψυχὴ, l'un ou les
deux ; qu'on discutât sur le *mens* et le *spiritus ;*
qu'on reconnût une âme périssable à l'animal, la

chose était secondaire : la foi n'avait rien à craindre des controverses psychiques. Bien au contraire,
elles servaient admirablement la théologie, en
fournissant un aliment perpétuel à tous ces sophistes dont le moyen-âge a été inondé et dont
notre siècle fourmille.

Nous avons vu la médecine souillée par la thé-
urgie, les philosophes rejeter sans pitié l'intervention des castes sacerdotales ; nous avons ad-
miré le vieillard de Cos proclamant le οὐδὲν ἄνευ
φύσιος γίγνεται, et flagellant les charlatans impies
qui se couvrent du manteau de la divinité pour
voiler leur ignorance et tromper le monde. Par
suite d'évènements déplorables, tout va recommencer. La civilisation subira un naufrage immense.

Que pouvait être la médecine le jour où une
théocratie qui repose uniquement sur le mépris
de la terre, sur l'annihilation des facultés intellectuelles, trônait triomphalement ? Que devait
être l'art médical, du moment où le surnaturel
remplaçait le naturel, la crédulité le savoir ? Un
tissu de pratiques superstitieuses, comme n'en
ont jamais vu les âges primitifs, et comme n'en
verront jamais les âges à venir.

Subordonnée à la charte chrétienne, protégée

par les apôtres de la croyance imposée, défendue
par mille tyranneaux tonsurés et couronnés, cette
médecine du droit divin a produit des effets détestables. Malgré les préjugés si vivaces de la superstition, nous devons le reconnaître et le proclamer au grand jour, sans crainte, sans arrière-
pensée, car ce sont des faits historiques et non
des récits légendaires : jamais les peuples poly-
théistiques n'ont eu un art médical infernal comme les suppôts et les défenseurs du christianisme ;
jamais le sang de tant de pauvres malades n'a été
aussi abondamment versé qu'au moyen-âge. La
théocratie gréco-judaïque aurait dû, au moins, respecter la souffrance. Si le dernier des soldats respecte son adversaire blessé, pourquoi ne pas avoir
compassion de malheureux aliénés? Ordonnateurs
de morale, condamnateurs du progrès, blasphé-
mateurs de tout ce qui ennoblit l'espèce humaine,
gazettes de gendarmerie sacerdotale, qui traitez
de coquin le héros de Marsala, et portez aux nues
les Crocco, les Cypriano-Lagalla, les Lampo-Lam-
po, jetez les yeux sur la médecine actuelle, vous
verrez ce qu'en a fait ce savoir que vous maudis-
siez. Hier, c'était à qui aurait soin des fous de
Morzine. De tous côtés on est venu à leur aide.
Autrefois, la théocratie aurait eu promptement

raison de ces aliénés; il aurait suffi de quelque
Bodin, de quelque Trois-Echelles. Le crucifix
d'une main, la torche de l'autre, que fallait-il de
plus pour anéantir ces enfants de Belzébuth?

« Tout était Dieu, excepté Dieu lui-même. »
Ce n'est pas à des temps fabuleux, anté-diluviens,
que les paroles de Bossuet doivent être appliquées,
mais à une époque historique, au moyen-âge.
Dieu, ce type idéal du bien, de la justice, était
alors remplacé par le diable et ses diablotins.
Ils étaient prêtres, législateurs, médecins. Ils ne
savaient rien, et cependant ils réglementaient
tout, avec cette fatuité qui caractérise les apôtres
du *quidquid argumentabor*. D'ailleurs, n'étaient-
ils pas les mandataires du Très-Haut? Hildebrand
n'en avait-il pas fait des christs auxquels on ne
pouvait toucher? N'avaient-ils pas pour guide la
philosophie révélée? N'étaient-ils pas initiés à la
science transcendentale des Augustin, des Basile et des Grégoire?

Un jour, et ce jour se fit trop longtemps attendre, quelques hommes eurent assez d'énergie pour
se dégager de ce bourbier asphyxiant, et soulever
le linceul qui couvrait un monde cadavérisé par
la charte ultramontaine. Ils lurent, étudièrent,
cherchèrent à connaitre ce qu'on leur imposait.

La meute monacale aboya, cria à l'irréligion.
Comme les animaux malades de la peste contre
le pauvre baudet, les moines se déchaînèrent
avec furie contre les libres penseurs. Ils rugi-
rent de voir des mécréants, des impies, s'adresser à cette faible raison avec laquelle on croit tout
savoir, mais avec laquelle on ne sait rien, la théologie étant *la science des sciences, qui les étudie
toutes pour toutes les absorber*. Afin d'étouffer le
réveil de l'esprit humain, nos Zébédées ne re-
culèrent pas devant l'emploi des moyens les plus
cruels. Ils calomnièrent les penseurs, les brûlè-
rent. Quel prix pouvait avoir le savoir aux yeux
d'une vile engeance, dont la misère et l'ignorance
des peuples faisaient toute la science !

Malgré les calomnies et les persécutions, le flot
scientifique, montant sans cesse, finit par rompre
la digue monacale et vint s'épandre sur le monde.
Ils n'étaient d'abord que quelques savants, des
impies, des propres à rien, des va-nu-pieds, des
suppôts de l'enfer, causant par leurs raisonnements les maux de la terre. L'imprimerie découverte, ils devinrent légion. Dès ce moment,
les apôtres du christianisme dùrent compter avec
cette raison qu'ils avaient si maltraitée, et cesser
le rôle hideux de persécuteurs. Ils durent changer

de tactique, faire succéder l'astuce à la brutalité.
Le serpent se dépouilla de sa peau; on joua à l'a-
gneau. De vipères, nos théocrates fougueux rede-
vinrent colombes. Ils circonvinrent les libres penseurs, tâchèrent de prouver que la science et la
théologie sont deux sœurs jumelles; que le savoir
n'est point incompatible avec la foi; que les apôtres et les pères de l'église sont les fondateurs de
la civilisation; que l'évangile a émancipé la libre
pensée, racheté l'homme de l'ignorance, etc.

Chose déplorable, ils n'ont que trop réussi.
Dans l'antiquité, les philosophes, curieux de deviner ce qu'ils ne pouvaient connaître, avaient
créé des systèmes ontologiques sans nombre sur
l'homme et le monde; systèmes toujours opposés
aux notions théologiques. Loin de venir en aide
aux castes sacerdotales, la métaphysique en avait
été l'adversaire redoutable. Dans les temps modernes, ce sera le contraire; sauf au XVIIIᵉ siècle
qui servira à jamais de cible aux injures de la gent
dévote, la métaphysique sera presque toujours
l'humble servante de la théologie révélée. Aucune
grande intelligence ne brisera ouvertement, sans
ménagement aucun, avec les notions juives. Bacon et Descartes tiendront grand compte de la
Genèse; le philosophe de Vérulam expliquera la

création *ex nihilo*, la plus absurde de toutes les cosmogonies. En anthropologie, l'on discutera, rediscutera pour harmoniser la foi avec la raison, l'obscurité avec la lumière. En théologie, on avait christianisé Aristote ; en médecine, on ultramontanisera Hippocrate. Les aperçus si profonds, si judicieux du traité de l'ancienne médecine et de celui de la maladie sacrée seront accolés, rapsodés aux rêveries psychiques des Grégoire, des Augustin, des Ambroise et des Thomas d'Aquin.

Comment s'étonner dès-lors, qu'en sortant de l'enceinte des couvents, en se faisant laïque de monacale qu'elle était, la médecine ait conservé de nombreuses marques de la foi révélée. D'ailleurs, ce qui s'est passé dans l'art médical, depuis la renaissance, le rationalisme en a offert partout le même spectacle. Qu'on discutât sur Dieu, le commencement et la fin des choses, sur la causalité, c'était toujours pour concilier la foi et la raison. Si nous avons eu des sectes médico-psychiques innombrables, depuis les helmontiens jusqu'aux stahlianistes, depuis les animistes jusqu'aux barthéziens, affichant hautement la prétention de s'harmoniser avec le christianisme, disons plus, de lui venir en aide, la théologie raisonnée a donné le jour à mille sectes dissiden-

tes : aux zwingliens, aux luthériens, aux calvinistes, aux anabaptistes, aux anglicans, etc. ;
sectes théologiques ayant, comme les sectes psychiques, l'orgueilleuse prétention de concilier la
foi et la raison, d'étayer la croyance révélée, en
jetant l'imagination entre ces deux pôles extrê-
mes. Seulement, les sectes théologiques ayant osé
toucher à la charte promulguée par les pères de
l'église, devaient être condamnées sans pitié par
la papauté et ses christs. Les sectes psychiques se
contentant de métaphysiquer en dehors du culte
reconnu, respectant les bases fondamentales de
l'église chrétienne, on leur a pardonné, ou plutôt
l'on n'a pas même prêté attention à leurs rêveries.
Que Van-Helmont, Stahl, Barthez, Bordeu, aient
différé, cela ne portait aucun préjudice à la théocratie papaline. Quant aux Jean Huss, aux Zwin-
gle, aux Thomas Morus, aux Luther, c'était
autre chose. Eux aussi étaient des apôtres fervents de la théologie révélée.

Calvin a même été un fanatique et un cruel per-
sécuteur. Il a fait monter sur le bûcher une grande
intelligence. Le supplice de Michel Servet l'a-t-il
absout aux yeux du parti ultramontain ? Non. Calvin sera toujours considéré comme un maudit par
la compagnie de Jésus et la papauté; car, si la psy-

chologie peut se discuter, la théologie, *science des sciences, qui les étudie toutes pour toutes les absorber,* ne peut pas, ne doit pas supporter l'ombre d'un raisonnement du profane. De la part des mandataires du Seigneur, c'est autre chose; les délégués de la Providence ayant pour eux la philosophie divine, révélée.

Plus nous avancerons dans l'histoire, plus le savoir grandira, plus les sectes dissidentes se multiplieront en théologie et en psychologie : conséquence fatale, nécessaire, de toute proposition indémontrable, absolue, soumise au jugement des hommes. Si Guizot et le fils Athanase Coquerel se sont séparés violemment au sujet de la divinité de Jésus; si nous avons des protestants orthodoxes et libéraux, nous possédons des hippocratistes modernes et des hippocratistes homœopathiques. J.-P. Teissier et Cayol, quoique fervents catholiques, ont été des adversaires psychologues irréconciliables. Qui ne se souvient de leur lutte médicale après le coup d'État du deux décembre ? lutte des plus violentes, des plus acrimonieuses, et à laquelle prit part le journal *l'Univers* de lugubre mémoire, avec cet atticisme de langage qui caractérisait cette feuille des séminaires. La politique n'était pas un champ assez vaste pour les élucubrations améni-

teuses, sans fiel, zébédéennes des rédacteurs de
cette feuille dévote. Il s'agissait de détruire, d'a-
néantir, une fois pour toutes, le ver rongeur de
la médecine : le rationalisme scientifique; de lui
substituer le spiritisme ultramontain; de fonder la
médecine non pas sur le οὐδὲν ἄνευ φύσιος γίγνεται,
mais sur l'*in hoc signo vinces*. Et l'époque était
admirablement choisie. On était alors en pleine
superstition. L'on ne parlait que des miracles
d'Apt, de la Salette, de Fossombronne, de Rimini;
on ne s'entretenait que de tables tournantes, de
nécromancie, de magnétisme, de somnambulisme.
Pauvres fous, qui ne songeaient pas que Guttenberg avait passé sur la terre!

Aujourd'hui, Cayol et J.-P. Teissier sont morts.
En leur donnant une sépulture chrétienne, l'Église
a-t-elle songé, un seul instant, à leurs discussions
si acerbes? Non. Et cela devait être, cela était logique. MM. Guizot et Coquerel diffèrent sur la
théologie. L'Église catholique tiendra-t-elle compte
des bonnes intentions de l'ex-ministre de Louis-
Philippe, de ses écrits sur l'ancien et le nouveau
Testament? Elle ne le peut pas ; car, nous le répétons, si la discussion est permise en psychologie,
elle est proscrite de la théologie. Cette science
transcendentale, divine, révélée, n'admet point

de controverse. Il faut croire, se soumettre humblement aux dogmes de la papauté, avoir la foi qui
transporte les montagnes; sinon, pas de pardon :
la damnation en haut, la calomnie et la persécution ici-bas.

Nous avons vu les Grégoire, les Basile, les Clément, les Athanase jeter définitivement les bases
fondamentales de la théologie, donner le jour à
une trinité hypostatique, mystérieuse, mais ne
pouvoir s'entendre sur la psychologie, le nombre
des âmes, leur rôle dans l'organisme; où Basile
disait oui, Grégoire dire non; où Athanase se pro-
nonçait pour l'affirmative, Clément se prononcer
pour la négative. Ces questions oiseuses vont de
nouveau être reprises par les médecins et donner
lieu à des discussions aussi puériles qu'orgueilleusement soutenues.

De tant de sectes animiques qui surgissent en
médecine, après le moyen-âge, deux ont effacé les
autres et subsistent encore. Le succès a depuis
justifié leur importance, succès facile à saisir.
Stahlianistes et Barthéziens sauront tirer parti des
notions théologiques de la charte chrétienne. Loin
de briser avec la philosophie révélée, ils l'appro-
prieront au savoir et tâcheront toujours de concilier la foi et la science. Ils subordonneront l'an-

thropologie aux récits de la Genèse. C'est triste,
et cependant c'est réel.

On n'a cessé de parler de Stahl, on l'a considéré
comme un profond penseur. On a mieux fait : on
est allé jusqu'à lui décerner le titre d'Hippocrate
moderne. Pourquoi cette renommée, ces éloges et
ce titre? Le professeur de Halles a-t-il rejeté le
surnaturel qui fait les devins, les thaumaturges ,
ces charlatans impies de tous les âges, contre lesquels le vieillard de Cos s'est élevé avec une si
grande énergie? A-t-il reconnu le οὐδὲν ἄνευ φύσιος
γίγνεται qui devrait être gravé au frontispice de
toutes les facultés de médecine? Non. Stahl a mis
tout simplement l'art médical à la remorque des
traditions judaïques. Il croit à la création *ex
nihilo*, à la formation du couple adamique, au
péché originel qui joue un grand rôle dans sa
doctrine médicale. Pour prouver que l'âme vient
du mâle et non de la femelle, il ne craindra pas
d'acquiescer aux récits légendaires de la Genèse.
Il écrira : « L'antiquité pensait que le mâle fournit l'âme, et la femelle le corps. L'histoire de la
création dans la Genèse *autorise* cette croyance,
puisque l'homme eut une âme qui lui fut inspi-
rée. La femme participa à l'âme de l'homme prise
à son corps vivant. » (*Traité de physiologie*, cha-
pitre 19, p. 377, trad. Lemoine.)

Probablement la femme participa à cette âme, quand Dieu enleva la fameuse côte à Adam endormi. Aussi, M. Boyer, professeur actuel de pathologie à la faculté de médecine de Montpellier, est ravi de la doctrine stahlienne. « La doctrine de Stahl est d'autant plus irréprochable, qu'elle est en parfaite harmonie avec celle de l'Église. » Pour nous, la doctrine psychique du médecin du roi de Prusse n'est pas irréprochable, mais condamnable. N'est-ce pas vraiment pitoyable de voir intervenir dans les phénomènes biologiques des fictions puériles qui ne peuvent être enseignées que dans des séminaires? N'est-ce pas affligeant de voir intervenir en médecine une création *ex nihilo*, un péché originel plus absurde encore, car il suppose un serpent parlant? N'est-ce pas désolant de penser qu'on ait accordé le nom d'Hippocrate moderne à un homme qui souille la physiologie d'explications, de notions légendaires ne pouvant supporter l'ombre d'un raisonnement?

Si Stahl tient grand compte de la Genèse, Barthez suivra son exemple. Comme le médecin du roi de Prusse, celui de Montpellier tâchera toujours de concilier la foi et la science; comme lui il subordonnera l'anthropologie à la théocratie révélée. Il admettra la création *ex nihilo*, la for-

mation du couple adamique, le fameux récit de
la côte et du rusé serpent, parlant probablement
une langue sémitique, en vertu de la physiologie
in fieri. Où ces deux illustres médecins diffèrent, ce n'est point sur la théologie, mais sur
la psychologie.

Stahl s'était prononcé pour une âme unique.
Acceptant l'interprétation de la création *ex nihilo*
d'après Bacon, Barthez en reconnaît deux. Le
premier ne veut qu'un souverain pour gouverner une vile matière essentiellement corruptible ;
le second admet un ministre responsable, une
âme de seconde majesté. L'un proclamait l'absolutisme psychologique, la tyrannie animique où
l'âme règne et gouverne ; l'autre voulait le régime
psychique constitutionnel où l'âme règne, mais ne
gouverne pas. Quant à l'organisme, il est bien
entendu que c'était pour l'un et l'autre une populace ayant besoin de gouvernants automatiques, doués de la grâce du Très-Haut, agissant
pro ratione moris.

La doctrine de Stahl était beaucoup plus rétrograde que celle de Barthez. En les comparant, on
voit qu'un siècle de progrès les sépare. Aussi, nos
médecins ultramontains préféreront-ils toujours
l'animisme au double vitalisme humain. Le père

Ventura avait fortement attaqué la doctrine barthézienne. J.-P. Teissier, l'homœpathe, et Cayol,
l'hippocratiste moderne, s'étaient énergiquement
élevés contre elle. On a déjà évoqué la décision
de plusieurs conciles, rapporté à l'appui du stahlianisme les paroles du pape Mastaï; le journal
l'Univers, aux grands jours de l'ère triomphale
du comte Charles de Montalembert, s'était prononcé contre l'animisme. Encore quelque temps,
et la doctrine du double dynamisme, de la royauté
psychologo-constitutionnelle sera irrévocablement
condamnée, quelles que soient les concessions
faites par les successeurs de Barthez.

Allons, pères de l'Église moderne, successeurs
des Augustin, des Ambroise et des Grégoire, Passaglia, Mérode, Andréa, Antonelli, qui avez pro-
mulgué le dogme anthropologique de l'Immaculée
Conception, qui ne le cède en rien à la trinité
hypostatique et à la création *ex nihilo*, rassem-
blez-vous, tenez un concile; prononcez-vous sur
le nombre, la nature, les attributs de l'âme ou
des âmes dans l'organisme. Quand on a pour soi
la philosophie divine, révélée; quand on est initié
à tout ce qui se passe dans l'autre monde, on
serait coupable de laisser les penseurs dans l'in-
certitude. Doués de la grâce efficace et efficiente

du Très-Haut, mandataires du roi des rois, vous
pouvez seuls donner une solution définitive et
lumineuse à une question très-grave pour la guérison des malades. Vous rendrez un grand service
à la médecine, en faisant cesser des discussions interminables ; discussions non-seulement préjudiciables à l'art médical, mais bien propres à jeter
le scepticisme dans les esprits. Tant de bons docteurs qui hésitent, ne sachant à qui donner raison, à Stahl ou à Barthez, s'inclineront devant
votre charte psychique, comme ils le font pour
vos dogmes théologiques, vos saintes décrétales.
Aujourd'hui oseraient-ils discuter sur votre trinité hypostatique, sur votre création *ex nihilo*,
votre enfer, votre purgatoire, même sur votre
dogme de l'Immaculée-Conception ? Non. Eh bien !
ce qu'ils ne font pas en théologie, ils ne l'accom-
pliront jamais en psychologie. Dans l'âge actuel,
il faut oser pour réussir. Lancez une encyclique,
faites un syllabus où vous foudroierez les téméraires qui osent discuter la psychologie. Formu-
lez nettement, carrément vos propositions psychiques, comme les pères de l'Église ont formulé la charte théologique. Il serait vraiment
temps de savoir si nous avons une âme ou deux
âmes ; quel en est le rôle ; si l'animisme, qualifié

d'absurde par M. Lordat, est la vraie doctrine psychologique, apostolique, catholique et romaine.

En dehors de ces doctrines médico-psychiques se traînant à la remorque de la théologie révélée, une troisième s'est développée. Fondée sur les progrès de la science anthropologique, elle a offert de nombreuses variantes, de nombreuses fluctuations, très-faciles à expliquer, si l'on tient compte de la solidarité du savoir. A chaque découverte anatomique et physiologique, due toujours aux développements successifs des sciences inorganiques, la conception de la vie changeait, et par suite les systèmes médicaux. De là l'instabilité de l'école organicienne, qui a offert des sectes sans nombre. Ses adeptes, les iatro-mécaniciens, les iatro-physiciens, les iatro-chimistes, les anatomistes, pathologistes, physiologistes, etc., méritent un éloge : ils ont repoussé dans leurs explications les notions psychiques et théologiques qui établissent le fatalisme en médecine. Mais, s'ils méritent un éloge, ils encourent un grave reproche. D'abord, ils se sont servi dans leurs explications physiologiques et pathologiques des en soi inorganiques. Ils en ont même créé; Bichat en est un triste exemple. Puis ils n'ont tenu aucun compte ni de l'unité admirable de l'organisme, ni

de sa délicatesse. Ils n'ont point envisagé l'homme
dans ses rapports avec les milieux. L'étude de la
nature humaine, telle que l'avait comprise Hippocrate, leur a échappé. Aussi ont-ils fait reposer la
maladie tantôt sur des parties restreintes de l'organisme : les uns sur les solides, les autres sur
les liquides ; tantôt sur de simples attributs convertis en entités, en propriétés surajoutées à la
matière organisée : ceux-ci sur la contractilité,
ceux-là sur la sensibilité, etc. De là des doctrines et des systèmes médicaux toujours instables.

Cependant, il faut le reconnaître, ces doctrines
médicales ont eu un immense et incontestable
avantage sur les doctrines théologo-psychiques.
Les premières se transforment, croulent à mesure
que des découvertes anatomiques et physiologiques se réalisent. Elles se modulent, pour ainsi
dire, sur les progrès de l'anthropologie, se rap-
prochent de plus en plus de la réalité ; tandis que
les doctrines médico-psychiques, basées sur la
philosophie révélée, se perpétuent invariablement,
comme les notions théologiques dont elles sont le
triste reflet. Les systèmes d'Hoffmann, de Borelli,
de Boerhaave, de Sylvius, de Broussais, etc., se
sont évanouis avec le développement de la science
anthropologique. Loin de crouler, les systèmes de

Stahl et de Barthez sont restés. Bien plus, au lieu de s'amender, ils se sont rapprochés davantage de la théologie judaïque, et s'en rapprocheront chaque jour encore, à mesure que le savoir menacera les dogmes de la charte catholique. Quelle distance de Barthez à M. Lordat! de Stahl à J.-P. Teissier et à Cayol! Barthez hésite souvent; M. Lordat ne doute plus. Il se lance à fond de train dans l'ontologisme; il veut à tout prix concilier la foi et la raison, les miracles et la science. Stahl a hésité quelquefois; J.-P. Teissier, Cayol, et leurs disciples, ne poursuivent qu'un but : ultramontaniser la médecine.

En lisant les œuvres de Stahl, traduites par le docteur Blondin et commentées par M. Boyer, il est facile de voir jusqu'à quel point les médecins animistes sont le triste écho des notions théologiques des Beni-Israël. Les journaux catholiques ne diraient pas mieux que ces deux bons docteurs.

« Tout ce qu'ont pu nous transmettre les plus savants philosophes de l'antiquité, tels que Pythagore, Hippocrate, Socrate, Platon, Aristote, Galien, se réduit à peu de chose près, en comparaison de ce que les patriarches, la révélation et les docteurs de l'Église nous ont enseigné, au seul point de vue de la nature. Les doctrines d'Hippocrate, de Socrate, d'Aristote n'avaient besoin que d'être épurées par le christianisme. » (*Introd.*, p. 2 et 3.)

Épurées par le christianisme ! La lumière épurée par l'obscurité, la raison par la foi, le savoir par l'ignorance. Hippocrate et Aristote épurés par les Grégoire, les Ambroise, les Athanase ! Les travaux de ces illustres philosophes se réduire à peu de choses près en comparaison de ce que les Abraham, les Isaac, les Jacob nous ont laissé !

Nous n'aurions jamais parlé de cette traduction, si un professeur de pathologie de la faculté de médecine de Montpellier ne l'avait commentée et ne lui avait prodigué les éloges les plus flatteurs ; éloges prouvant combien la médecine officielle, enseignée dans les facultés, n'est trop souvent qu'une théologie médicale.

M. Boyer écrit, page 177, tome II : « Il y a plusieurs philosophies. La philosophie divine, révélée directement par Dieu, occupe le premier rang, à une distance immense de la plus haute philosophie humaine puisée dans le savoir. » Alors, occupez-vous de la philosophie révélée, et une fois pour toutes ne parlez plus d'Hippocrate. C'est vraiment ridicule d'associer à une philosophie surnaturelle un homme qui a écrit contre les thau-

maturges, les visionnaires, les devins, les faiseurs
de miracles, en un mot, contre tout ce qui constitue une philosophie divine, révélée. Si le père
de la médecine avait connu vos patriarches, vos
prophètes, vos docteurs, loin de les combattre, il
aurait passé outre. Le dédain, le dégoût même se
serait emparé de lui. S'il en avait parlé, il les aurait flagellés, comme Tacite a stigmatisé, en quelques lignes, la tribu des antiques Beni-Israël.

Pour M. Boyer, outre la philosophie humaine et
la philosophie révélée (une philosophie révélée !),
il existe une philosophie plébéienne. Mais si la
philosophie divine, révélée, est à cent coudées au-
dessus de la philosophie humaine, la philosophie
plébéienne est à cent coudées au-dessous de la philosophie humaine. C'est la philosophie de l'impiété,
de l'enfer.

Parlant des objections faites à Barthez, le professeur de Montpellier foudroie la philosophie du
XVIIIe siècle, et dans des termes que ne désavoue-
raient certainement point nos gazettes ultramontaines, ni messeigneurs les cardinaux Dupanloup
et de Bonnechose.

« Trop supérieure à son époque dominée par
une philosophie menteuse, sensualiste, plébéienne,
avidement accueillie par les masses qui l'accep-

taient avec d'autant plus d'ardeur qu'on croyait
mieux l'entendre à cause de sa vulgarité même,
et qu'elle flattait les goûts d'un siècle grossière-
ment matérialiste dans les classes inférieures,
Barthez répondit aux antagonistes qu'il estimait et
mit tout bas en pratique, vis-à-vis de ceux qu'il
trouvait trop au-dessous de lui, ce précepte que
M. Guizot a exprimé si haut : « Vous aurez beau
faire, vos injures n'atteindront pas à la hauteur de
mon dédain. » (OEuvres de Stahl, p. 195, t. II.)

M. Boyer a raison de tenir ce langage. Ultramontain en religion et en médecine, il devait
l'être en politique. Ces trois arts, on le compren-
dra plus tard, sont étroitement unis. Médecine,
politique, religion, sont dominés par les mêmes
principes, découlent d'une seule et même science,
de l'anthropologie.

En revanche, si les stahlianistes, les animistes
sont les défenseurs des notions absolues, ils sont
les adversaires obstinés des découvertes scientifiques modernes. Ils se sont roidis et se roidiront
toujours contre elles, saisissant très-bien qu'elles
sapent les saintes décrétales, que chacune d'elles
sert à ruiner leur système absolutiste. Aussi, mon-
trent-ils envers elles le même dédain que l'homme
de Gand affectait à l'égard de l'opposition libérale.

Peut-être nous taxera-t-on d'exagération, car l'homme qui combat les préjugés est toujours accusé de mettre de la passion dans son dire. Le sentimentalisme littéraire est tellement à l'ordre du jour, que pour appeler un parjure un parjure, un fripon un fripon, il faudrait prendre mille détours, s'adresser à mille faux-fuyants. Qu'on juge de la véracité de nos paroles, en lisant ces citations empruntées à un ouvrage d'un disciple de l'hippocratisme moderne, ouvrage auquel Cayol a prodigué les éloges les plus flatteurs. « Comme le diamant et le charbon qui, pour la chimie moderne, est la même chose! » Le charbon et le diamant être une même substance, c'est à ne pas y songer !

La science moderne a-t-elle ajouté quelques perfectionnements au traité des airs, des eaux et des lieux, magnifique programme étiologique posé par Hippocrate? « Oui, répond le disciple de Cayol. Les siècles suivants ont eu de la peine à ajouter de loin en loin quelques perfectionnements. Il était impossible que les progrès des sciences, avec leurs baromètres, leurs filtres, leurs hygromètres surtout, n'amenassent pas quelques découvertes. »

Quelques découvertes! Les sciences inorgani-

ques nous ont dévoilé la nature humaine. Grâce
à leurs moyens d'investigation, à leurs procédés,
nous savons ce que sont les aliments, l'air, les
boissons ; nous connaissons leur composition
moléculaire; nous n'ignorions pas leurs effets
physiologiques. Le traité des airs, des eaux et des
lieux n'est plus un programme à réaliser, mais un
traité étiologique raisonné, sanctionné par la méthode inductive et expérimentale. Ah ! si l'on vivait au moyen-âge, il y a longtemps que les filtres, les hygromètres et un tas de balivernes scientifiques auraient disparu. La théologie révélée, la
philosophie divine, aidée de son frère le pouvoir,
en aurait eu promptement justice. Dieu merci,
le temps n'est plus où la médecine était sans pitié
subordonnée à l'absolutisme clérical, aux Christs
d'Hildebrand. Aujourd'hui on se contente, et pour
cause, de jeter le ridicule sur la chimie; mais la
science n'en continuera pas moins de grandir. Ni
les dédains des Guizots politiques et médicaux
n'arrèteront l'essor de la pensée. La philosophie
plébéienne aura raison de la philosophie divine,
révélée. Elle fera alors le contraire : si l'une pro-
pageait l'ignorance et l'intolérance, l'autre propa-
gera le savoir et la liberté.

« L'homme qui réfléchit sur sa conduite pas-

sée trouve de grands enseignements pour sa conduite future et dans ce qu'il a fait de bien et
dans ce qu'il a fait de mal. De même la médecine ne peut revenir sur son passé sans y recueillir des leçons pour son avenir. »

Les paroles de l'illustre traducteur des œuvres
d'Hippocrate sont très-vraies. Il n'est pas même
nécessaire de revenir sur le passé médical pour
recueillir de grands enseignements. Les discussions qui s'élèvent, chaque année, rue des Saints-
Pères, au sein de l'Académie de médecine, sont
suffisantes pour montrer à tout esprit réfléchi,
dégagé des préjugés de l'école et de l'enfance,
combien les notions théologo-métaphysiques sont
loin d'avoir disparu, et à quelles déductions illusoires arrivent des hommes instruits, lorsque le
vague des opinions les conduit.

Dans un ouvrage que nous avons publié sur
la vie, nous écrivions : « Les médecins emploient
des années et même des siècles à discuter et à
rediscuter les notions absolues. Toujours c'est à
recommencer, sauf avec quelques variantes, quelques changements nécessités par la marche progressive des sciences. Durant le cours de ces discussions perpétuelles, l'un s'appuie sur Bordeu,
l'autre sur Haller ; celui-ci sur Bichat, celui-là sur

Barthez. La lutte oratoire est animée. Les paroles les plus vives, pas toujours les plus améniteuses, se croisent, s'entre-croisent. On sort tout haletant de la rue des Saints-Pères. Des discours longuement préparés sont prononcés. On les insère dans les journaux, on les commente; et, à la fin de tout ce fatras de paroles, de récriminations puériles, que sort-il? Rien. La montagne enfanta au moins une souris. »

Un mois s'était à peine écoulé, que la discussion académique élevée au sujet de l'action du perchlorure de fer venait consacrer d'une manière éclatante nos paroles. Pendant ces débats si longs, mais si instructifs pour montrer le vide, le néant des notions absolues, il a été facile de juger à quels tristes résultats arrive le médecin, lorsqu'il délaisse la science pour s'engager dans les voies tortueuses d'un nébuleux ontologisme.

Le premier académicien, qui n'a pas craint de s'aventurer sur le terrain mobile de la métaphysique, est M. Trousseau. Pour cet ex-représentant de nos libertés en 48, un des membres assidus de la réunion de la rue de Poitiers, les plus hautes questions philosophiques sont promptement résolues. L'être vivant a été créé par une intelligence extérieure; mais, une fois organisées, toutes les

parties téléologiques de l'économie animale fonctionnent et convergent vers un but déterminé,
comme marche l'horloge, une locomotive, les mondes, sans avoir besoin de recevoir une impulsion
quelconque de l'intelligence qui les a créés.

Le *credo* biologique de cet honorable et libéral
académicien est le suivant :

« Je crois qu'il n'y a chez l'animal vivant aucune manifestation qui ne suppose un *substratum*,
c'est-à-dire un tissu ou un organe ; je suis donc
organicien. Au point de vue de l'homme une
fois organisé, je reste donc parfaitement matérialiste.

« Je crois, comme Descartes, que chez l'homme
et l'animal il y a un principe immatériel et libre,
mais qui ne se mêle pas du pot-au-feu, suivant
l'expression de M. Dolfus. Je suis donc animiste.

« Je crois que la matière vivante a des manifestations qui lui sont propres, qui n'apparticn-
nent qu'à elle. Je suis donc vitaliste. »

En lisant et relisant cette étrange profession de
foi biologique, nous avons constamment éprouvé
un sentiment pénible. Nous avons un souverain
dégoût pour ces doctrines hybrides qui veulent
tout concilier, en médecine comme en politique,
en politique comme en religion. Être de tous les

partis, cela annonce impéritie ou un mauvais naturel.

D'abord, M. Trousseau croit. Croire n'est pas savoir. Croire, c'est acquiescer spontanément, sans réflexion, puérilement, à un conte, à une légende, à une fable : au Petit-Poucet, au séjour de Jonas dans la baleine, aux miracles de Josué, de la Salette, de Rimini. Savoir, c'est accepter un fait avec réflexion, discernement; y adhérer, l'admettre après raisonnement et sur des preuves positives. Le savoir se fonde sur la méthode inductive et expérimentale; la croyance, sur la philosophie divine, théologique, révélée. La profession de foi anthropologique de M. Trousseau avait sa place toute marquée dans un cours à la Sorbonne, dans un séminaire, mais non au sein d'une académie de médecine.

Enfin, passons; et puisque cet illustre professeur croit, disons quelques mots de sa croyance.

L'organisme aurait été créé par une intelligence extérieure. Cette assertion est des plus vagues, des plus élastiques. Quelle est cette intelligence extérieure? Est-ce Dieu, est-ce un principe occulte, une force vitale immatérielle et non spirituelle? Est-ce l'âme? Si c'est l'âme, d'où émane-t-elle? Vient-elle directement de la divinité ou

par propagation? Si elle vient héréditairement,
est-ce le père ou la mère qui la procrée? Si elle
vient de Dieu, de quel Dieu émane-t-elle? Du
Dieu de Socrate ou des Beni-Israël, de Jéhovah
ou de Jupiter? Comme croyant, et surtout comme
animiste, ces questions avaient besoin d'être tranchées, et personne mieux que M. Trousseau ne
pouvait résoudre d'une manière radicale et satis-
faisante ces problèmes de psychologie. Le mot intelligence extérieure ne résout absolument rien.
Sur ce problème psychique, le catholicisme est
très-explicite, et franchement nous préférons son
explication catégorique à ces phrases creuses,
alambiquées, quoique magistralement exprimées,
expliquant tout avec une facilité d'autant plus
merveilleuse, qu'elles n'expliquent rien. Qui vous
a créé? C'est Dieu qui m'a créé et me conserve,
répond le petit enfant qui ne connaît que son catéchisme. Est-ce Dieu qui vous a créé, M. Trousseau? Sans doute, vous êtes trop bon catholique,
vous avez trop voté avec vos frères politiques pour
ne pas acquiescer aux articles de la charte chrétienne.

Vous croyez avec Descartes à l'existence d'un
principe immatériel et libre chez l'homme et l'animal, principe qui ne se mêle pas du tout du pot-

au-feu organique, et vous vous proclamez animiste ! Nous ne savons réellement pas à qui vous
pensiez parler, et pour qui vous preniez la docte
Académie de médecine qui vous écoute toujours
en enfant gâté. Nous avons lu, relu Descartes. Il
accorde, il est vrai, à l'homme une âme spirituelle
qu'il relègue dans la glande pinéale, âme ne prenant aucune part au pot-au-feu de l'organisme ;
mais, a-t-il jamais accordé une âme immatérielle et
libre à l'animal ? A défaut de la lecture des œuvres
de Descartes, qui serait peut-être un peu longue
pour vous, lisez, M. le professeur, la fable de
Lafontaine : *Les deux rats, le renard et l'œuf ;*
vous verrez ce que le créateur du cartésianisme
pensait des animaux si impitoyablement anathé-
matisés par le moyen-âge et si ingénieusement
réhabilités par la philosophie plébéienne. Défen-
seur du pouvoir temporel, homme votant toujours
et en tout avec les ultramontains, les légitimistes et
les orléanistes dans nos assemblées républicaines,
vous devez connaître le système psychologique de
St-Thomas d'Aquin, l'illustre élève du grand Albert
et le confesseur du doux Louis XI si habilement
réhabilité par les écoles saint-simonienne et positive. Vous devez savoir que l'animisme est une
doctrine anthropologique fondée sur l'union si

indissoluble du corps que les actions humaines
sont de l'homme tout entier, du corps et de
l'âme; que le corps essentiellement, naturelle-
ment disposé à la corruption, est préservé de sa
corruptibilité par l'âme, dont l'organisme est l'of-
ficine; que cette âme, répandue dans toute l'économie, règne et gouverne. Vous connaissez, nous
n'en doutons pas, les célèbres prédications du
père Ventura et les réponses non moins spirituelles
de M. Lordat. Pourquoi en tenir si peu compte
et vous proclamer animiste?

L'animisme, M. Trousseau, ne reconnaît pas
une âme qui ne se mêle point du pot-au-feu, suivant votre expression culinaire empruntée à M.
Dolfus, expression digne d'un marmiton, mais indigne d'un médecin. L'animisme, c'est accorder à
l'homme une âme coopérant en tout, partout, toujours avec le corps; de telle sorte que les actes
humains ne sont ni du corps ni de l'âme, mais de
l'homme vivant. Voilà pourquoi la vraie vie future
ne commencera qu'au jugement dernier, à la résurrection des corps; seulement, point de mariages
alors, les sexes n'existant plus, cela prouvé baconiennement, expérimentalement, d'après la
doctrine du double dynamisme humain.

M. Trousseau prétend que l'homme et l'animal

possèdent seuls une âme libre et immatérielle. Ce
professeur est moins cruel que nos Beni-Israël modernes qui refusent une âme aux bêtes. Mais
pourquoi ne pas accorder une âme à la plante?
Vous dites, dans un langage si pantagruélique
qu'on se croirait reporté à la fin d'un dîner où les
cucurbitacées auraient joué un rôle important
(cela pouvait être, puisque vous prononciez au
mois d'août votre éloquent discours) : « Je n'ad-
mettrai pas d'âmes chez les plantes, tant qu'on ne
m'aura pas montré l'âme d'un potiron. » Tout
ceci est aussi vrai que poétiquement exprimé.
Vous a-t-on par hasard montré, nous ne dirons
pas l'âme humaine, mais celle d'un lapin, d'une
vipère, d'une tortue, d'un hanneton, d'une écrevisse? Les végétaux, ce nous semble, sont bien
des êtres organisés, vivants. Dites-nous où s'étend
la puissance de votre intelligence créatrice, où
commence le règne animal, où finit le règne végétal. Jetez, si vous pouvez, et rien n'est plus facile pour vous, homme de l'absolutisme politique,
une ligne de démarcation entre ces deux règnes.
Hélas! vous parlez continuellement sans réfléchir.
Comme tant d'autres, arrivé au pinacle de la renommée par récitation, vous oubliez que la tran-
sition des êtres se fait par gradations insensibles;

vérité si laconiquement exprimée par Aristote.
Vous ignorez qu'à Bacon accordant une âme à l'a-
nimal et la refusant à la plante, Barthez répondait
par ces paroles judicieuses que vous devriez bien
méditer : « L'esprit humain est porté générale-
ment à voir comme ayant hors de lui une existence
réelle les résultats des notions abstraites qu'il
produit. Cette disposition a fait qu'on a presque
toujours voulu séparer par des limites tranchées,
précises, les deux règnes des animaux et des végétaux. Mais la nature se joue de ces vaines distinctions créées par l'art des hommes. » (Eléments
de la Science de l'Homme, t. I, p. 57.)

Voilà de la vraie philosophie. Inspirez-vous, M.
Trousseau, de ces quelques lignes, et vous ne ferez plus intervenir dans vos discours les âmes du
potiron, le pot-au-feu de M. Dolfus. Triste époque
que la nôtre, où dans les plus hautes questions
biologiques on voit figurer des expressions de
gâte-sauces, de marmitons, dignes de frère Jean
des Entramures et de Grandgousier. O XVIIIe
siècle! âge de la pensée, des aspirations les plus
nobles, siècle religieux entre tous, quoi qu'en dise
la gent mitrée et couronnée, combien ta philosophie plébéienne était supérieure à celle de nos
tristes jours.

M. Trousseau accorde une âme libre et immatérielle à l'animal, au hanneton, à l'écrevisse, et il la refuse à la rose. D'où vient cette âme, où va-t-elle? Pour les bêtes, comme pour nous, il doit exister dans la vie d'outre-tombe un lieu de peines et de récompenses; car la liberté entraîne la responsabilité, la responsabilité les idées de mérite et de démérite, les idées de mérite et de démérite celles des peines et des récompenses. L'âme libre des animaux doit donc avoir ses peines ou ses jouissances, suivant qu'elle aura bien ou mal agi? Après la mort, que deviendra-t-elle? ira-t-elle au ciel, en enfer?

M. le professeur Trousseau s'est élevé avec énergie contre le vitalisme barthézien. « Pour les vitalistes, la force vitale n'est pas une conséquence de l'organisation, mais un principe extrinsèque par rapport à la matière. Elle est à la matière ce qu'est l'âme au corps. C'est ce principe que je ne comprends pas, que je ne puis comprendre, que je n'admets pas, cette chose extrinsèque à la matière. »

Vous ne le comprenez plus aujourd'hui. Et cependant ce principe vital, cette chose extrinsèque à la matière a servi de fondement au traité de matière médicale que vous avez publié en collaboration de M. Pidoux, encore un des glorieux représentants de 48. Vous compreniez si bien alors ce principe vital, cette chose extrinsèque à la matière, que le fétiche Barthézien vous servait à classer les médicaments, à établir ces grandes divisions de toniques analeptiques, astringents, névro-sthéniques, à différencier les stimulants des toniques.

Comment agissent les toniques? « Les uns en agissant sur les liquides (toniques-analeptiques), les autres sur les solides (toniques-astringents), les toniques névro-sthéniques sur le principe vital. »

En quoi diffèrent les toniques des stimulants? « Les stimulants mettent en jeu les forces agissantes, *in actu ;* les toniques, les forces radicales, *in posse.* Les forces agissantes et radicales viennent du principe vital qui les fait agir, les unes d'une manière continue, les autres de temps en temps. »

Ainsi, général en chef des phénomènes physiologiques, le *princeps coquorum* barthézien a deux armées de marmitons sous ses ordres; l'une toujours en activité, l'autre en réserve. Les stimulants précipitent les mouvements de l'armée active, les toniques mettent en marche la réserve.

Bichat disait que la médecine est un ensemble de notions erronées, lorsqu'on en puise les données dans nos traités de matière médicale. La volte-face médicale de M. Trousseau ne l'atteste que trop. Comment! on affirme hautement l'existence du principe vital, l'on écrit deux gros volumes de matière médicale fondée sur le rôle organique de ce fétiche, les éditions succèdent aux éditions; avant de subir leur quatrième examen de doctorat médical, les élèves les lisent, les étudient, puis, un beau jour, on vient vous dire en pleine académie : principe vital! connais pas, comprends pas. C'est une chose absurde! Et dire que les gens qui donnent le triste spectacle de tels revirements d'opinions sont professeurs de clinique à la Faculté de médecine de Paris, des professeurs de matière médicale.

Vous publierez certainement, M. Trousseau, un nouveau traité de thérapeutique. A la place des analeptiques, des astringents, des névro-sthéniques, des forces *in actu*, et *in posse*, les élèves étudieront l'action des toniques et des stimulants organiques, vitalistes, animiques (toujours une trinité). Lancé dans une voie physiologique des plus brillantes, vous devez, en vrai libéral, faire profiter la génération médicale de vos découvertes transcendantales dans le domaine des absolus, des en soi qui se trouvent partout et partant nulle part. Vous le ferez, car rien n'est plus facile avec votre faconde qui nous rappelle certains hommes dont l'outrecuidante fatuité fait tout le bagage politique.

M. Trousseau vitaliste, animiste, matérialiste, connait-il la chimie? Allons donc! Lui-même se charge de l'apprendre aux doctes académiciens. Il se fait même un titre de gloire d'être étranger à la science des Lavoisier et des Liebig; il proclame comme vraie doctrine médicale l'empirisme. A la bonne heure. Que le masque tombe donc une bonne fois pour toutes. Oui, c'est bien le même homme que nous avons vu siéger dans nos assemblées républicaines; c'est bien le même professeur qui votait avec ses frères théologues et politiques les lois les plus rétrogrades; c'est bien le même empirique d'alors qui ne voit que les faits accomplis. Que nous avons donc raison de répéter: médecine, religion, politique sont dominées par les mêmes principes.

Nous savions que M. Trousseau ne savait pas un mot de chimie, quoique son nom fût apposé à un traité de thérapeutique et à un formulaire de matière médicale. Seulement, ce que nous lui reprocherons, c'est d'avoir fait parade de son ignorance au sein de l'Académie de médecine. Soyez ignorant, soit ; mais ne vous en vantez pas. L'Académie aurait dû protester. Protester! Il est des personnages qui ont le privilège dans certaines assemblées de tout dire, même les choses les plus révoltantes, sans crainte de s'attirer le moindre blâme. Que disons-nous ! qui méritent des applaudissements chaleureux du troupeau de Panurge. Que de lazzis M. Dupin n'a-t-il pas adressés à la République et à ses représentants dévoués ! L'Assemblée législative protestait-elle? Non. Bien au contraire, légitimistes, orléanistes, empiriques, c'était à qui de cette meute obscurantiste donnerait un rire approbatif. Que conclure? Qu'un corps scientifique, une assemblée politique est bien décrépite lorsqu'elle supporte de telles indignités.

A l'olympien M. Trousseau succède à la tribune médicale de la rue des Sts-Pères M. Bouillaud, ex-représentant du peuple en 48, grand admirateur des gloires du premier empire.

« J'accepte avec empressement les explications de mon honorable collègue, et je vois avec bonheur que je suis de son école. » Jolie école ! Semblable à l'habit d'arlequin ; école omnibus la pire de toutes en médecine, en politique et en religion.

« Comme lui, je crois qu'il y a une âme immortelle, mais qui n'a rien à faire à la physiologie. » Vous entendez, MM. Boyer et Blondin, apôtres médicaux de la philosophie divine, révélée : l'âme n'a rien à faire dans l'organisme. Tout s'accomplit automatiquement, sans psychâtome. Semblable aux dieux d'Épicure, l'âme n'intervient point dans notre économie. La philosophie plébéienne produirait-elle des assertions aussi impies ? Dans quel siècle, dans quel âge vivons-nous, ô bons docteurs !

M. Bouillaud accorde-t-il une âme libre à l'animal ? Comment en douter, lorsque cet honorable académicien partage le *credo* anthropologique de M. Trousseau et voit avec bonheur qu'il est de son école ; seulement, il refusera une âme aux plantes tant qu'on ne lui aura pas montré celle d'un potiron. Que M. Bouillaud a donc eu raison d'accepter le *credo* anthropologique de M. Trousseau, qui résout d'une manière si lumineuse les problèmes psychiques ! Nous avions des pères théologues, il était temps d'avoir des pères psychologues.

De l'animisme passons au vitalisme. « Pour

moi, je n'accepte définitivement ni le système de
Bichat, ni celui de Barthez. Je vois bien que
l'homme, la plus belle matière qui soit sortie
de la divinité, est doué de facultés qui ne sont
qu'à lui; qu'il y a en lui quelque chose qui préside aux phénomènes de la vie, en particulier
à son système nerveux. Mais quel est cet agent
suprême; dans quels rapports se trouve-t-il à
l'égard de l'organisme? Je l'ignore. »

Quel galimatias! M. Bouillaud ne veut accepter définitivement ni le système de Bichat, ni
celui de Barthez, et il admet des facultés occultes et un agent suprême qui préside aux phénomènes de la vie. Agir ainsi, n'est-ce pas adhérer
au système de Bichat et de Barthez? Qu'ont donc
avancé ces deux illustres médecins? L'un n'a-t-il
pas reconnu des facultés occultes, des propriétés
surajoutées par la divinité à une matière chaotique, informe? L'autre n'a-t-il pas créé un principe vital, un agent suprême présidant aux phénomènes physiologiques, mais plus particulièrement aux actes de la vie de relation? Que M.
Bouillaud dise qu'il amalgame le système de Bichat et celui de Barthez, nous le comprendrons;
mais qu'il ne vienne pas affirmer qu'il ne les accepte, ni l'un, ni l'autre.

En voulant concilier les opinions les plus extrê-
mes, cet académicien est tombé dans des contradictions déplorables. L'éclectisme médical est aussi
funeste que l'éclectisme politique. M. Bouillaud
admet un agent suprême qui préside aux phénomènes physiologiques, principalement au double
fonctionnement du système nerveux. D'abord il
aurait dû nous dire ce qu'est cet agent, *ce quelque chose*, comme il l'appelle ; nous faire connaitre dans quels rapports il se trouve à l'égard de
l'organisme. Il l'avoue lui-même : il n'en sait rien.
S'il l'ignore, que vient-il lui attribuer les actes
physiologiques ? Si ce quelque chose inconnu,
cet X, cet en soi mystérieux préside aux phénomènes vitaux, à quoi servent des facultés occultes ?

Certes ce n'est ni Bichat ni Barthez qui auraient jamais donné le jour aux notions hybrides qui se sont produites rue des Saints-Pères,
pour construire une doctrine médicale aussi absurde que la fameuse tour de Babel. Ils avaient
trop conscience de leurs notions ontologiques
pour pouvoir s'entendre. Aussi, ont-ils été des adversaires inconciliables. Il n'appartenait qu'à notre époque de demi-moyens, de transactions,
d'éclectisme, de rapsoder leurs systèmes.

M. Bouillaud avait acquiescé avec empressement aux explications de M. Trousseau, et vu
avec bonheur qu'il était de son école animiste,
vitaliste, matérialiste. Nous, nous avons vu le
contraire. M. Trousseau ne comprend pas une
force vitale; il ne peut croire à un principe extrinsèque à la matière, accomplissant les actes
dynamiques de notre économie. Pour lui, l'organisme créé, les phénomènes physiologiques s'exé-
cutent par le seul fait de l'organisation de l'être
vivant, sans être sous la dépendance d'un fétiche.

> « Telle est la montre qui chemine,
> « A pas toujours égaux et sans dessein. »
>
> (LAFONTAINE.)

Loin de rejeter cette proposition cartésienne,
de repousser ce principe vital extrinsèque à la
matière, M. Bouillaud le comprend si bien, qu'il
en fait l'agent suprême des phénomènes organiques. Tout ceci est-il sérieux? Médecins, nous
nous plaignons sans cesse qu'on jette le ridicule
sur l'art médical. On a mille fois raison. Ce ridicule tombera le jour où nous en aurons fini avec
les absolus, les en soi, les forces vitales, les psychâtomes; où nous suivrons résolument la voie
scientifique; où les notions théologiques et psychiques seront sans pitié balayées de la biologie.

Bichat avait donné le jour à une création divine aussi bien prouvée que celle de ses propriétés vitales. M. Bouillaud ne s'est pas contenté de psychologuer, il a tenu à nous parler de Dieu, d'une création. Suivant lui, l'homme est la plus belle création qui soit sortie de la divinité. De quelle création, de quelle divinité ce professeur a-t-il voulu parler ? Du Dieu des Beni-Israël, de la création adamique ? Sans doute. Mais pourquoi n'a-t-il pas eu le courage de l'avouer ? Cet honorable académicien devrait continuer à s'occuper des bruits de râpe, de piaulement, de diable, qui lui ont valu sa renommée scolastique, et ne mettre jamais les pieds dans cette galère de métaphysique qui n'a pas l'ombre de bon sens.

A M. Bouillaud succède M. Gibert. Autre personnage, autre drapeau. Pourrait-il en être autrement dans les questions ontologiques ? Bien loin de partager le *credo* anthropologique de M. Trousseau et de voir avec bonheur qu'il est de son école, M. Gibert s'indigne, et avec raison, du sans façon avec lequel M. Trousseau, l'animiste, parle du rôle de l'âme dans l'organisme.

Si M. Trousseau s'était contenté de dire avec le restaurateur de l'hippocratisme moderne

7

qu'il ne croyait ni utile, ni convenable de faire
intervenir l'âme dans des discussions physico-chi-
miques, je n'aurais qu'à le louer. Mais quand il
s'écrie, ajoutant le cynisme de l'expression à la
hardiesse de la pensée, que l'âme ne se mêle en
aucune façon de ce qu'il appelle le pot-au-feu
de l'économie, je me permettrai de lui faire observer qu'il n'en sait rien. L'union de l'âme et
du corps est un mystère. »

Vous avez raison, M. Gibert, de vous élever
contre l'animisme de M. Trousseau, et de protester énergiquement contre le cynisme de ses expressions culinaires dignes d'un restaurant, mais in-
dignes d'une académie de médecine. Vous faites
bien de lui dire qu'il n'a aucune preuve de ce qu'il
avance. Seulement, nous nous permettrons de
vous faire observer que vous parlez pour parler,
et ne résolvez rien. Le mot mystère est un terme
théologique bien vague ; c'est quelque chose d'in-
définissable, d'absurde même, qu'on doit accepter
au nom de la philosophie divine, révélée. Un prêtre peut employer cette expression, mais non un
médecin. Vous avez lu, nous n'en doutons pas, le
traité de l'âme par Aristote, la *Somme* de Saint-
Thomas d'Aquin, les œuvres de Stahl ; vous connaissez l'opinion psychologique du père Ventura.

Pourquoi en tenir si peu compte? Comme ces
philosophes, pourquoi ne pas aborder franchement
la psychologie, la discuter? Pourquoi ne pas nous
faire connaître l'origine, les attributs de l'âme,
son rôle dans l'organisme? St-Thomas d'Aquin
était animiste. Nous ne trouvons rien de mystérieux dans sa doctrine; tout y est parfaitement
expliqué. Stahl était animiste; dans le stahlianisme nous ne voyons rien de mystérieux, tout
y est défini. Pourquoi ne pas imiter ces deux
pères psychologues et se tirer d'affaire par le mot
le plus élastique de tous, mot qui aurait sa raison d'être dans un séminaire, mais non dans une
académie de médecine; car si dans l'un on enseigne la science du surnaturel, dans l'autre l'on
propage la science du naturel.

M. Bouillaud a compris de suite que l'animisme de M. Gibert était une nouveauté psychique. « M. Gibert s'imagine qu'il représente le
vitalisme, et que nous représentons un principe
contraire. M. Gibert se trompe, et la question
serait de savoir quel est son vitalisme. Comme
M. Trousseau, il n'est qu'un hérétique, si nous
remontons à Stahl, qui dit que l'âme préside
également aux fonctions de la vie animale et
végétative. »

Oui, M. Gibert, vous êtes un hérétique. Certainement le père Ventura vous aurait condamné, et tout médecin ultramontain agira de même. Comment! Vous vous récriez contre M. Trousseau qui, ajoutant le cynisme de ses expressions culinaires à la hardiesse de la pensée, affirme que l'âme ne se mêle pas du pot-au-feu, et vous ajoutez de suite qu'il faut garder le plus profond scepticisme sur le rôle de l'âme, sur son union avec le corps. Empruntant une expression à la théologie, vous nous parlez de mystère. Vous craignez de vous compromettre. Quand on embrasse une doctrine médicale, il faut laisser de côté les faux-fuyants, les échappatoires; ne pas craindre d'accepter toutes les déductions qui découlent des principes admis.

Ainsi, MM. Gibert, Bouillaud, Trousseau sont animistes, mais de sectes différentes. Comme dans toute discussion ontologique, la divergence des opinions devait se produire, non pas pour rehausser la médecine, mais pour la ridiculiser.

A ces doctes académiciens a succédé M. Malgaigne. Il a commencé par faire une charge à fond de train contre la théorie de la chaleur animale.

« On a fait de la théorie de la chaleur animale le triomphe des chimiâtres. Eh! messieurs, il

n'est pas dans les vieilleries de la vieille chimiâ-
trie de théories plus fantastiques. Cette théorie,
que Lavoisier a imaginée et que ses successeurs
ont perfectionnée, ne repose que sur des calculs.
Pas une expérience n'a été faite pour contrôler
ces calculs. »

En entendant proférer de tels blasphèmes scientifiques, pourquoi l'Académie tout entière n'a-t-
elle pas protesté? Pourquoi ne s'est-elle pas élevée
contre un langage que le dernier des séminaristes
ne tiendrait pas? Elle devait le faire, sinon pour
l'honneur des vivants, au moins par respect pour
d'illustres morts qui nous ont dévoilé la nature
humaine, et envers lesquels nous ne saurions être
assez reconnaissants. Mais qu'attendre de ces corps
officiels, de ces académies d'admiration mutuelle
où l'esprit rétrograde souffle plus violent que jamais; où dominent les mêmes notions absolutistes que dans nos assemblées républicaines de 48.
Vieux suppôts de la réaction, ce qu'ils préfèrent
avant tout, c'est la sacristie, ce sont les honneurs,
les distinctions, les rubans, serait-ce même celui
de l'ordre de St-Sylvestre. Loin de protester, tous
se turent et écoutèrent très-attentivement l'oracle
éloquent de la rue des Saints-Pères.

« Conticuère omnes, intentique ora tenebant. »

« Cette expérience, messieurs, je l'ai faite. Le
sang se refroidit en passant par le poumon; il
se refroidit encore en passant par les capillaires;
car il est plus froid dans les veines que dans
les artères. Il n'est qu'un seul point, au sommet
de l'abdomen, où il paraît, au sortir des capillaires, plus chaud qu'il n'y était entré. Pour Dieu!
physiciens, chimistes, disciples de l'expérience,
faites donc des expériences! »

Quelle vigoureuse apostrophe! Quel effet grandiose, prodigieux elle a dû produire sur la docte
réunion académique. Ah! le vigneron de la Cha-
vonnière avait bien raison de recommander cette
figure de rhétorique. Elle exerce un pouvoir ma-
gique, surtout lorsqu'elle s'échappe de la poitrine
d'un grand tribun.

Dans sa haine aveugle contre la chimie, à laquelle l'anthropologie doit tout et sans laquelle la
nature humaine serait à dévoiler, M. Malgaigne
s'est laissé aller aux expressions les plus triviales. Certain mot peut être excusable dans la bouche de Cambronne. Ce noble héros d'une grande
cause nationale vaincue a pu les proférer à la fin
d'une mêlée sanglante, horrible, mais était-ce
bien le cas de les répéter à l'Académie de médecine?

Messieurs les académiciens de la médecine, dignes rivaux de vos frères de l'Académie française, où l'on voit siéger avec le sénateur Ste-Beuve l'évêque Dupanloup, les Guizot avec les Thiers, les Falloux avec les Emile Augier, continuez à employer le langage des halles, la chimie ne progressera pas moins, malgré les apôtres de l'obscurantisme médical. Est-ce Descartes, Barthez, Bichat, qui auraient tenu le langage culinaire et ordurier qui s'est produit rue des Sts-Pères? Sont-ce ces illustres philosophes qui auraient parlé de pot-au-feu, de potiron, de m...., dans de graves questions où tout ce que nous avons aimé, tout ce qui a bercé notre enfance est en jeu? O malheureuse époque!

De la science transcendentale de notre Cambronne de la rue des Sts-Pères, arrivons à sa philosophie. Phare immense, elle nous éclaire sur une foule de problèmes physiologiques et de faits historiques antédiluviens. Si M. Malgaigne sera à jamais célébré dans les fastes du savoir pour sa découverte physiologique qui sape les bases de la théorie fantastique de la chaleur animale imaginée par Lavoisier, il sera non moins illustre dans les annales de la médecine, en jetant les bases inébranlables d'un double dynamisme, que n'a-

vait pu prévoir Barthez, et contre lequel viendront désormais se briser les attaques de la chi-
miâtrie.

Nous avons vu MM. Trousseau, Bouillaud, Gibert parler du rôle de l'âme dans l'organisme,
sans pouvoir s'entendre. Sur cette question, M.
Malgaigne a été très-laconique, très-circonspect.
Autant il a pris plaisir à exercer sa verve cambronienne contre la science, à déblatérer contre
la chimie, autant il a été réservé pour tout ce
qui touche à la psychologie. Ce n'est plus le
même homme, le même tribun; il joue à l'a-
gneau, il se fait très-humble.

« *Je ne crois pas* que l'âme ait rien à faire
avec les phénomènes de nutrition des végétaux et
de l'homme. L'âme immortelle, passée de la philosophie dans la théologie, est devenue un article de foi qui intéresse les médecins comme
les autres, mais qui sera plus convenablement
discutée à la Sorbonne qu'à l'Académie de médecine. »

M. Malgaigne avait parfaitement raison d'adresser à ses collègues le grave reproche de discuter
une question psychique qui ne peut et ne doit
être traitée que dans un séminaire, à St-Sulpice
ou à la Sorbonne. Mais, tout en faisant à MM.

Bouillaud, Gibert et Trousseau le reproche de s'occuper du rôle de l'âme dans l'organisme, pourquoi a-t-il agité lui-même cette question et l'a-t-il
résolue? Il croit que l'âme n'a rien à faire avec
les phénomènes de nutrition. M. Trousseau a-t-il
dit le contraire? Lui aussi reconnaît l'existence
de l'âme, mais il ne peut comprendre qu'elle
puisse intervenir en aucune façon dans les phénomènes d'assimilation et de ségrégation qui constituent la vie. Ce n'est pas le savoir qui avait appris à M. Malgaigne que l'âme ne se mêle pas du
pot-au-feu de notre économie. Il croyait! Qu'ont
de commun la croyance et la science? ce qu'ont
de commun le jour et la nuit, le blanc et le noir,
le despotisme et la liberté. A St-Sulpice nous, aurions compris son assertion psychique; à l'Académie de médecine elle n'avait pas sa raison d'être,
d'autant plus que la question de l'âme est devenue un article de foi.

Après s'être tiré de l'animisme par une phrase
des plus cauteleuses, M. Malgaigne a abordé la
question du vitalisme. Cette fois l'homme a complètement changé. Il ne croit pas, il n'hésite plus,
il sait. Il a repris son attitude tribunienne; il s'en-
gage résolument dans la voie ontologique, avec
une fougue d'autant plus ardente que la foi est
mise de côté.

« La machine (l'expression n'est pas heureuse, poétique) s'organise sans cesse sous l'impulsion d'un chimiste intérieur qui travaille, s'assimile et lutte jusqu'à ce que les forces générales reprennent leur empire. C'est cet être organisateur, toujours présent, que nous appelons force vitale. »

Tout ceci a été dit, redit à satiété, c'est le triomphe du vitalisme; il n'est pas dans les vieilleries de la vieille ontologie de théorie plus fantastique. Ce chimiste intérieur qui travaille, s'assimile et lutte jusqu'à la mort, est le fondement de la doctrine médicale barthézienne; cet en soi, cette chose extrinsèque à la matière organisée, M. Trousseau s'en est servi pour classer les médicaments. Il le renie aujourd'hui, il ne le comprend pas. Mais qui a raison, de M. Malgaigne ou de M. Trousseau? Ce sont des questions très-graves; il faut qu'on les tranche une fois pour toutes. Il n'y a, nous le répétons, qu'un concile qui pourra le faire. Parlez, hommes de sacristie, les académiciens vous écouteront. Avec ces gens-là, les demi-moyens les enhardissent, il faut oser.

Quelle est l'origine de ce chimiste intérieur qui organise la machine? « Pendant des milliers d'années (probablement avant Noé et Mathusalem!) elle n'était pas, elle a été créée. D'un *peu* d'oxygène, d'hydrogène et de carbone, elle a fait des plantes; ajoutez de l'azote, elle fera des animaux. »

Toutes ces assertions sont superbes, très-originales. M. Bouillaud nous fait sortir du sein de la divinité; M. Malgaigne nous donne pour créateur une force vitale. Qui a encore raison de ces deux académiciens?

Disciple de l'expérience, M. Malgaigne aurait dû nous renseigner, nous donner quelques preuves à l'appui de sa cosmogonie, qui ne le cède en rien à celle des Beni-Israël. Dans quelle histoire a-t-il appris des faits aussi surprenants, aussi miraculeux? La force vitale n'existait pas pendant des milliers d'années! Elle aurait été créée! Quand, par qui? Cet honorable académicien le savait certainement; mais il n'a pas osé le dire. Il lui a répugné de parler de la création *ex nihilo*, des deux âmes que Bacon a eu le courage de raisonner. Ce que M. Malgaigne n'a pas fait, nous l'exprimerons. La force vitale, le chimiste intérieur, a précédé de quelques jours la formation du couple adamique. C'est la fameuse âme sensible du philosophe de Vérulam et de Barthez, âme si énergiquement condamnée par de Maistre.

La force vitale créée, quel est son rôle dans l'organisme?

« La force vitale ne se borne pas à ajouter de nouvelles propriétés à la matière; elle lui en enlève d'anciennes, les transforme. »

Une matière sans propriétés! des propriétés dépendant d'une force vitale! Et songer que nous sommes en plein XIXe siècle. Heureusement, le progrès avance, en dépit de tous ces corps de pédantocratie, qui ne sont que des antres de réaction. Si les choses se passent ainsi, et tout nous porte à le *croire*, car M. Malgaigne était un savant trop illustre pour ne pas avoir eu des preuves certaines de ce qu'il affirmait, notre planète a dû subir les transformations les plus radicales. Peut-être l'homme a-t-il passé par les métamorphoses successives d'insectes, de mollusques, de poissons, d'oiseaux, de mammifères; peut-être nos descendants redeviendront-ils tigres, léopards, chats, aigles, baleines, infusoires, etc. Tout ceci est très-sérieux, et mérite qu'on y réfléchisse.

La force vitale qui donne des propriétés à la matière, qui lui en enlève, a-t-elle toujours suivi une marche régulière dans la génération des êtres? Non. « Une ou deux fois elle a été vaincue. Elle a repris, et la lutte se continue entre elle et la matière. »

La force vitale aurait été vaincue une ou deux fois par la matière! D'abord M. Malgaigne aurait dû être plus affirmatif; ces mots « une ou deux fois » font de suite prévoir qu'il énonçait des faits dont il n'avait pas la moindre preuve. Mais admettons que la force vitale n'ait été terrassée qu'une seule fois par la matière, est-ce avant, après le déluge? Cet honorable académicien aurait dû nous le faire connaître.

« Elle a repris, et la lutte se continue entre elle et la matière. »

Le dire de M. Malgaigne est effrayant, jamais Jérémie n'a fait entendre des prophéties aussi lugubres. Si la force vitale est vaincue une seconde ou une troisième fois, quelle catastrophe! quel cataclysme! Et cela arrivera, puisque la matière a déjà eu raison de la force vitale. Quelques signes avant-coureurs de cet épouvantable bouleversement général qui plongera de nouveau notre terre dans le chaos, se manifesteront-ils? M. Malgaigne le savait certainement. Pourquoi nous a-t-il encore laissé dans une perplexité effroyable?

M. Renan fait descendre notre planète du soleil; il nous prédit un refroidissement graduel, progressif, il menace nos descendants d'être gelés, à moins qu'en vertu de la physiologie *in fieri*, ils deviennent poissons. Est-ce ainsi que l'entendait M. Malgaigne? Le monde doit-il finir par une congélation universelle ; de soleil emmagasiné passerons-nous à l'état de cristallisation?

En entendant ces sornettes débitées magistralement, pourquoi l'Académie de médecine n'est-elle pas partie tout entière d'un éclat de rire homérique? C'était le seul châtiment qui méritait d'être infligé à ce spiritisme-vitaliste cent fois plus condamnable que celui des somnambules et des magnétiseurs. Eh ! pourquoi n'aurait-elle pas approuvé par son silence ces notions excentriques! Les notions plus excentriques encore de M. Renan sur l'origine du monde, sur le soleil emmagasiné, ne sont-elles pas accueillies favorablement par une foule de personnes? Ne les insère-t-on pas dans des journaux, des gazettes, qui en font le plus grand éloge, comme ils ont fait le plus grand éloge d'un livre où l'on prêche l'efficacité du mensonge, de l'ignorance, de la mendicité? Allez à l'Académie· de médecine, des sciences, à l'Académie française, à l'Institut ; allez partout, vous verrez le même souffle ontologique régner, les mêmes discussions oiseuses, banales. Et l'on s'étonne que l'esprit français baisse! Oui, il a baissé et il baissera encore; il ne se relèvera qu'avec la philosophie plébéienne du XVIII° siècle. Avec cette philosophie l'on domine le monde pour s'élever vers un idéalisme désintéressé, humanitaire ; avec la philosophie divine, théocratique, on domine le ciel pour opprimer la terre.

A M. Malgaigne succède M. Piorry, encore un autre étendard. Cet académicien rejette sans pitié la force vitale et n'admet dans l'organisme qu'un absolu : l'âme.

« On a dit que c'est la force vitale qui a organisé la matière. Nous, nous avons *supposé* que c'était le psychâtome, nous ne mettons pas l'âme à côté de la force vitale. Nous *supposons* que son influence constituait ce qu'on a appelé force vitale, c'est-à-dire, qu'à la place du principe vital nous avons tout simplement mis un moteur unique, défini qui rend compte de ce qui dans les actes de la nature vivante diffère de la nature morte. »

Ceci est très-explicite, et surtout admirablement démontré. Admettons même que la force vitale n'existe pas, nous demanderons à M. Piorry sur quelles preuves il se fonde pour avancer que l'âme ait organisé le corps. Si nous disions que c'est Dieu, qui pourrait nous démentir ? Comme M. Piorry, M. Rostan est organicien ; comme lui, il ne veut pas entendre parler de principe vital, de chimiste intérieur, de ce *quelque chose* qui préside aux phénomènes physiologiques, principalement au fonctionnement du système nerveux; comme lui, il admet une âme, mais fait-il de cette âme le créateur de l'organisme? Non. Pour M. Rostan, le psychâtome c'est Dieu.

« Cet Être tout-puissant a créé l'homme comme les autres êtres organisés. C'est l'horloger qui construit l'horloge, et en la montant lui a donné le pouvoir de parcourir des phases successives. Nous avons été charmés d'entendre, dans ces derniers temps, notre brillant collègue, M. Trousseau, qui non-seulement n'est pas organicien, mais qui les déteste, à ce qu'il dit, nous emprunter ces comparaisons qui d'ailleurs ne sont pas neuves. » (*De l'organicisme*, p. 178.) Oh! certainement ces comparaisons ne sont pas neuves. Mais qui a tort, de M. Piorry ou de M. Rostan? Là est toute la question. Est-ce l'âme ou Dieu qui crée l'être organisé, vivant? Messieurs les académiciens, soyez plus modestes, et convenez que cette question ne peut être tranchée définitivement que par un concile.

Supposons un psychâtome, une âme créatrice de l'organisme. Pourquoi, le corps formé, l'âme ne participerait-elle pas à son œuvre? Pourquoi serait-elle tout à fait étrangère aux phénomènes physiologiques? Agir ainsi à l'égard d'un si habile ouvrier, c'est de la dernière inconséquence, même de l'ingratitude. Un homme construit une machine; les ressorts de cette machine se dérangent. Pour en rétablir l'harmonie, les faire marcher, à qui s'adressera-t-on? Au constructeur de cette machine, à un ouvrier qui aura une connaissance parfaite de sa structure. Pour arranger une pendule, on s'adresse, ce nous semble, à un horloger. La maladie éclate; pour le rétablissement de la santé, pourquoi ne s'adresserait-on pas à l'âme, si c'est réellement l'âme qui a créé l'organisme? Si c'est Dieu, comme le prétend M. Rostan, pourquoi ne pas avoir recours à la Providence? N'est-ce pas logique de s'adresser à d'aussi habiles constructeurs. MM. Rostan et Piorry sont plus coupables et plus inconséquents que les animistes et les vitalistes : plus inconséquents, car s'ils admettent un fétiche créateur de l'organisme, ils font de cette faculté occulte une nullité, pour ne pas dire une absurdité; plus coupables, car tout en tenant compte du savoir, ils font servir la science à des entités qui en sont la négation même.

A quel moment le corps est-il organisé par le psychâtome? Après la copulation, pendant la pé-

riode embryonnaire? A quel mois de la grossesse
l'âme a-t-elle achevé son œuvre merveilleuse? L'âme
vient-elle du mâle ou de la femelle? Les plantes,
comme l'homme et l'animal, doivent avoir des
âmes, puisque ce sont des êtres organisés. Or, si
les végétaux ont l'heureux privilège de posséder
des psychâtomes, que deviennent-ils ces psychâtomes après la formation des plantes? Où siègent-
ils? L'âme du potiron est-elle dans la plumule,
les radicelles, la tige, la feuille, le calice, la co-
rolle? Elle ne peut être que dans le pollen. Pourquoi n'en serait-il pas de même pour l'animal et
l'homme? Pourquoi le corps formé, l'âme ne sié-
gerait-elle pas dans les organes génitaux, pour se
propager à l'ovule au moyen du sperme et donner le jour à de nouveaux êtres? Ces questions,
et bien d'autres qu'il nous répugne d'énoncer, il
fallait les aborder et les résoudre. Stahl a eu le
courage de le faire; il ne s'est pas contenté de s'é-
tayer sur l'autorité de la Genèse pour prouver que
l'âme de la femme vient de l'homme; il a invoqué
à l'appui de son assertion psychique et biblique
les œufs inféconds des poules non fécondées par
le poulet.

Autant le spiritualisme est beau, attrayant,
lorsqu'il repose sur un idéalisme pur de toute

discussion théologique et physiologique, sur des sentiments affectifs et ce besoin profondément senti qui veut que la tombe ne soit pas le niveau égalitaire du crime et de la vertu, autant il est laid, bas, mesquin, lorsqu'il est soumis à l'intolérance des uns, aux sophismes des autres.

Si nous croyions encore et s'il nous fallait faire un choix entre M. Piorry et M. Rostan, nous préférerions un organisme créé par Dieu. De cette manière, on évite de descendre à des explications trop souvent triviales.

D'autres médecins ont encore pris la parole après ces doctes académiciens, parlé sur l'animisme, le vitalisme, l'organicisme. A quoi bon rappeler leurs notions. C'est toujours le même vague des expressions. Pour nous servir du langage culinaire si habilement manié par M. Trousseau, nous dirons : c'est toujours du même fricot ontologique assaisonné à une sauce différente.

A la place de toutes ces discussions interminables, de ces discours aussi éloquemment exprimés que laborieusement préparés, si nous avions eu une profession de foi médicale simple, laconique, quoique ontologique, combien nous l'eussions préférée. Si un académicien succédant à MM. Trousseau, Gibert, Bouillaud, Piorry, avait

dit : Je crois à Dieu, type éternel de la justice.
Je crois à une vie future, à une âme qui, déliée
de ses liens terrestres, recevra dans l'existence
d'outre-tombe la rétribution de ses peines et de
ses mérites. Je crois à la sincérité, à la foi jurée.
Je déteste le mensonge, l'astuce, maudis le crime
et le parjure, honore la vertu. Je ne m'occupe
que de faire le bien, d'améliorer le sort de mes
semblables. Je suis convaincu qu'en cultivant le
savoir, je rends le plus bel hommage à la divinité. Que nous voulez-vous avec vos en soi, vos
psychâtomes, vos forces vitales, vos phrases aussi
vides de sens qu'orgueilleusement énoncées, vos
systèmes abstrus ? N'est-ce pas assez d'avoir des
hommes qui veulent nous commander au nom de
la divinité, qui nous mitrailleraient, s'ils pouvaient le faire, sans avoir des rhéteurs, des sophistes pour leur venir en aide. Nous aurions compris
ce langage. Mais, quand nous voyons les membres
de la rue des Sts-Pères donner le jour à des niai-
series ; trancher du marquis de Carrabas à l'Académie de médecine, nous parler de pot-au-feu, de
potiron, de m...., et courber humblement le front
ailleurs, nous ne pouvons qu'être péniblement
affectés.

Le docteur Eugène Dailly a publié un opuscule

remarquable sur cette discussion académique; il
prétend qu'un accord plutôt réel qu'apparent s'é-
tait produit au sein de la docte assemblée de la
rue des Sts-Pères. Étrange et généreuse illusion
d'un bon esprit qui voudrait voir fuir, pour toujours, de l'anthropologie les hypothèses gratuites.
Non, l'accord n'est pas possible et ne le sera jamais entre le savoir et l'ontologie; il n'est et ne le
sera pas davantage que dans les formes politiques.
Là, comme en médecine, le passé et le présent sont
en lutte ouverte, déclarée. L'accord est-il possible
entre les partisans du droit divin et ceux de la
souveraineté populaire, entre les révolutionnaires,
hommes de l'avant-garde de l'humanité, et les
castes dépositaires des notions absolutistes et
légendaires du passé? L'est-il entre les défenseurs
à outrance de la papauté et les apôtres, les mar-
tyrs de l'unité italienne?

Les débats de l'Académie de médecine ont
prouvé une chose; elle était inévitable, et tout médecin devait la prévoir: c'est que l'accord n'est pas
plus possible entre les honorables académiciens
médicaux qu'il ne l'a été, après 48, entre les membres liberticides de la meute infernale sortie de la
rue de Poitiers pour s'élancer sur la République
et l'anéantir. Réunis dans une croisade impie,

obscurantiste, ils se sont désunis et redevenus,
comme par le passé, des ennemis irréconciliables
le jour où la proie leur a échappé. Oui, académiciens politiques, médicaux, hommes de coterie et
de sacristie, vous êtes et vous resterez perpétuellement les mêmes avec vos querelles mesquines,
vos ambitions puériles à satisfaire, votre orgueil à
assouvir, votre désir de dominer, de faire les
paons. Une seule chose pourra vous réunir dans
certaines circonstances et vous faire hurler ensemble : la haine du progrès.

En 1855, une discussion des plus animées s'é-
leva rue des Sts-Pères, au sujet du traitement de
la variole. L'orage parlementaire grondait depuis
plusieurs semaines. Chacun de nos académiciens
venait réciter son discours. Ceux qui avaient bonne
mémoire le déclamaient comme une improvisation
et avec cette tenue oratoire, démosthénienne, qui
ne sied qu'à des hommes maîtres de leur sujet. Un
jour la tempête médicale qui soufflait avec violence
s'apaisa comme par enchantement, et la séance fut
close par ces paroles, que le temps devait démentir aussitôt et de la manière la plus éclatante :

« Je m'associe de tout mon cœur au vœu émis
pour l'union des écoles antagonistes. C'est avec
joie que la Faculté de médecine de Paris donne la

main à celle de Montpellier, et Montpellier donne
la main à celle de Paris. » MM. Piorry et Bousquet
se serrent la main; la jeunesse médicale, toujours
généreuse, applaudit. Qu'est devenue cette fameuse poignée de mains saluée d'un tonnerre d'applaudissements? Ce qu'elle est devenue! Le coq
n'avait pas chanté trois fois que M. Piorry se re-
reniait, non pas lâchement comme le pêcheur ga-
liléen, mais avec toute l'acariàtreté d'un académicien froissé. Dans la séance qui suivit cette fameuse
accolade, M. Piorry s'adressant à M. Bousquet,
l'homme de Paris à celui de Montpellier, s'écriait :
« Gardez donc et vos doctrines vitalistes et vos
absurdités. Laissez donc au progrès le soin de
marcher. » Cette apostrophe véhémente ne nous
a nullement surpris. Ça aurait été vraiment un
étonnant miracle de voir M. Piorry devenir vitaliste. Sa conversion subite nous rappelle les con-
versions politiques du comte Charles de Montalembert, de MM. Falloux, Thiers et tant d'autres
le lendemain du 24 février. Eux, les apôtres des
ténèbres, de l'intolérance, qui ne vivent que
sur les ruines de la liberté, n'ont-ils pas donné
une accolade fraternelle à la République? On était
alors tous amis, tous frères. Les sentiments affectifs débordaient. Oui, nous l'avons vu ce triste

baiser politique à une époque où les plus dignes,
les plus méritants avaient la simplicité d'ajouter
foi aux paroles des réactionnaires, de ces légitimistes et de ces orléanistes, le malheur du XIXᵉ
siècle. Puis aux sentiments affectifs a fait place la
raison; à la spontanéité du cœur a succédé la réflexion. Les plus généreux, ceux qui ne deman-
daient rien, donnaient tout, ont compris un peu
tard, il est vrai, qu'ils n'étaient que des dupés,
des ganaches, diraient les feuilles ultramontaines.
Elles ont raison de prodiguer ces épithètes aux
républicains de 48, car les partis politiques ne sont
ni d'un jour, ni d'une heure; s'ils s'effacent un
instant, s'ils abdiquent un jour, c'est pour repa-
raitre plus vivaces que jamais.

Dans tout ce qui se passe en médecine, l'école
de Montpellier est admirable. Ce n'est pas dans son
sein où l'on verrait surgir tant d'opinions contradictoires; ce n'est pas elle qui ferait des concessions et tendrait la main à l'école omnibus de
Paris. Loin de là, elle se lance de plus en plus
dans l'ontologie; elle personnifie expérimentalement, baconiennement l'absolu, le fétiche imaginé par Barthez. Que disons-nous! elle fait
mieux : elle l'approprie tellement aux dogmes de
la théologie révélée, qu'elle explique anthropologi-

quement les miracles des marabouts des Beni-Israël.
A toute tentative de conciliation, M. Lordat répond par un *non possumus* biologique. Ce noble
vieillard avait affaire à un rude adversaire, le père
Ventura, adversaire d'autant plus redoutable, qu'il
s'étayait sur la charte chrétienne. Loin de se soumettre humblement, de donner une accolade à
son célèbre Aristarque, le professeur de Montpellier a affronté le débat avec une ardeur juvénile et
l'a soutenu avec une chaleur de conviction digne
d'une meilleure cause. M. Lordat a trop d'esprit
pour ne pas comprendre que toute transaction est
un leurre. Comment M. Piorry n'a-t-il pas saisi
que toute transaction, tout accord est impossible
entre ceux qui ne craignent pas d'avouer hautement leur ignorance en fait de chimie, et ces laborieux savants qui sacrifient leur existence à
scruter la composition élémentaire des corps? Do-
miné par les détails, ce professeur, il faut bien le
reconnaître, n'a jamais eu une conception philosophique, pas plus en médecine qu'en politique. S'il
a donné une poignée de main à M. Bousquet, sauf
à se dédire le lendemain, il agirait de même à
l'égard des partisans des formes gouvernementales.

Les divergences d'opinions sur les doctrines
médicales ne se manifestent pas seulement à l'a-

cadémie de la rue des Sts-Pères; elles sont bien plus accentuées dans les écrits publiés par les défenseurs de chaque secte médicale.

« Le vitalisme, écrit Forget, professeur à la Faculté de médecine de Strasbourg, est l'école de la paresse vaniteuse, l'immobilisme élevé à la hauteur d'un système. Il se congratule de deux mille ans de cristallisation, et se vante de n'être qu'un pur et fidèle écho de la grande voix d'Hippocrate. »

« L'école organicienne, répond M. Auber, est une école schismatique et insipide du rationalisme. »

Allons, hommes des transactions qui ne tenez aucun compte des principes, qui ne voyez que la superficie, l'écorce des choses, conciliez donc MM. Auber et Forget.

Le malheur de toutes ces discussions, c'est un défaut de méthode philosophique qui livre le savoir médical, l'interprétation de la vie, à l'intolérance des uns, aux sophismes des autres. Lorsque nos prétendus princes de la science seront plus humbles, lorsqu'ils se contenteront d'observer les phénomènes physiologiques et non de les imaginer, la médecine sortira d'un labyrinthe d'hypothèses qui la ridiculisent.

C'est surtout dans les hôpitaux où l'on peut juger des tristes effets produits par tant d'opinions diverses données à l'existence. Dans ces asiles de la souffrance, le traitement des mêmes maladies est radicalement différent, selon que le médecin est empirique, vitaliste, organicien, animiste. En changeant de service médical, il n'est pas un interne d'hôpital qui ne soit à même de le constater. Des médecins emploieront drogues sur drogues, d'autres ne feront rien. En présence d'une telle manière d'agir, bien des fois nous avons été profondément peinés. Comment accepter ces médications stimulantes, contro-stimulantes, ces émétiques, ces éméto-cathartiques, la saignée, les exutoires loués par les uns, rejetés par les autres? Il n'est pas même nécessaire de fréquenter les services médicaux des hospices pour se convaincre de ces tristes contradictions. Dans la discussion qui s'est élevée rue des Saints-Pères au sujet des exutoires, de l'utilité du séton, un académicien, M. Bouley, dont les discours sont toujours aussi remarquables par la forme attique, les expressions bienveillantes que par la profondeur des pensées, a défendu avec ardeur la méthode révulsive; un autre académicien, dont les paroles étaient aussi creuses que présomptueuses,

l'a critiquée avec cet esprit railleur qui caractérisait ce tribun médical.

Toutes ces contradictions dans le mode du traitement des maladies, toutes ces divergences d'o-
pinion sur l'action des médicaments nous rame-
naient sans cesse à la mémoire les paroles de l'illustre Bichat. A nos réflexions sur l'art médical
succédait un scepticisme énervant. Heureusement
à notre scepticisme médical a fait place une certitude bien grande, fondée sur la méthode inductive, expérimentale. Tous les systèmes médicaux
actuels nous les avons repoussés comme n'émanant
pas d'une doctrine anthropologique, dont les bases
ont été jetées par Hippocrate. Asseoir une doctrine
médicale sur les notions théologiques, c'est nier
le progrès, favoriser l'ignorance, paralyser l'esprit d'initiative, établir en médecine ce fatalisme,
cet immobilisme qui peut convenir à des populations ignorantes, mais ne saurait être accepté
par un homme instruit dont le guide des actions
est la raison. La fonder sur des facultés occultes,
des absolus, des en soi, c'est arriver à créer des
maladies *sine materiâ*, des explications fictives,
trop souvent propres à annihiler le rôle du médecin. La faire reposer sur des lésions anatomiques
restreintes, sur un ou deux symptômes pathologi-

ques, c'est ne point tenir compte de l'unité et de
la solidarité de l'organisme, n'avoir aucune idée
de ces judicieuses paroles : « La vie est un cercle. »

Pour que le traitement des maladies soit rationnel, il faut qu'il ne dérive ni d'une doctrine théologo-médicale, ni d'une doctrine méthaphysique.
Il doit correspondre à une doctrine anthropologique fondée sur la connaissance préalable de la
nature humaine ; découler d'une interprétation véridique, scientifique, donnée à la vie, interprétation ne flottant ni au gré des théologues, ni au
gré des sophistes, mais sanctionnée par la méthode
inductive et expérimentale. Le jour où le traitement des maladies reposera sur de telles assises,
l'humanité souffrante s'en trouvera mieux sous
tous les rapports. La science supplantant les notions superstitieuses, les drogues et un jargon inu-
tile, la médecine deviendra un art de bon sens,
de raison, et recouvrera cette antique et judicieuse
définition du disciple de Socrate : « La médecine
est la science de l'amour relativement aux parties
constitutives de l'organisme. »

CHAPITRE II.

DE LA NATURE HUMAINE.

Qu'est la matière? Cette question est des plus graves par les déductions auxquelles entraîne sa solution. On peut même affirmer qu'elle prime toutes les autres questions et domine la médecine comme la politique et la religion.

Pour le théologue, l'apôtre de la philosophie divine, révélée, *science des sciences, qui les étudie toutes pour toutes les absorber*, rien de plus facile à définir que la matière. La réponse ne se fait pas attendre. Elle est aussi attique que lumineuse; elle respire cet esprit zébédéen, judaïque, qui a soufflé avec tant de force au moyen-âge. La matière est tout ce qui est vil, bas, immonde, dégoûtant, quelque chose digne, tout au plus, de l'épithète cambronienne. Aussi, dans

toutes les contrées où trône en maîtresse absolue
la théocratie, qu'elle soit catholique, grecque,
islamique, règnent la misère et l'ignorance. Cependant, ces petits saints qui qualifient ainsi la
mère des êtres, la vilipendent; qui s'indignent,
se révoltent au seul nom de matérialiste, qui trai-
tent d'immoraux et de corrupteurs des hommes
se contentant de vivre humblement, honnêtement
de leur travail; ces apôtres fougueux de la morale, ces mandataires du Seigneur, mettent-ils au
moins leurs actes en harmonie avec leurs paroles?
Méprisent-ils cette vile matière qu'ils conspuent
dans leurs sermons, leurs gazettes dévotes? Non,
mille fois non. Ils ne dédaignent ni l'or, ni l'ar-
gent, ni les places, les distinctions; ils recherchent
avidement tout ce qui peut leur procurer le bien-
être, même le luxe. Le fils de Charles-Albert, de
sinistre mémoire, enlève quelques hectares de
terrain à la papauté. Quels cris, quels déborde-
ments de colère! On parle de la séparation de
l'Église et de l'État, de l'abolition du budget des
cultes, toute la phalange ultramontaine, aussi
unie que la phalange macédonienne, élève une
voix plaintive, se pose en victime. Et les feuilles
cléricales de s'écrier : « l'Église n'être pas salariée
par l'État, c'est à ne pas y songer! L'Église est

très-pauvre ; la Révolution l'a déjà trop spoliée.
Que deviendrait-elle sans une subvention pécu-
niaire du gouvernement, subvention déjà si mai-
gre, etc. » Ce qu'elle deviendrait, très-vénérables
et très-charitables frères? ses membres feraient
comme nous ; ils vivraient de leur travail de chaque jour, sans être rétribués par le pouvoir. Au
sortir de l'école sommes-nous salariés? Vous avez
charge d'âmes, n'est-ce pas? la chose est toute
différente. O farceurs ! quand les peuples ne se-
ront-ils donc plus dupes d'une comédie qui a trop
duré? Appelons les choses par leur nom ; mettons de côté tout subterfuge, tout faux-fuyant :
oui, plus que personne, hommes du droit divin,
vous aimez la matière; plus que personne vous
voulez en jouir, plus que personne vous en avez
joui. Vous maudissez ceux qui osent mettre obstacle à vos joies mondaines ; vous êtes matérialistes, mais de ce matérialisme vulgaire, égoïste, do-
minateur, brutal, que nous repoussons énergiquement. Nous aussi nous sommes matérialistes, mais,
Dieu merci, pas à la façon de ceux qui préconi-
sent la mitraille contre les libres-penseurs, sym-
pathisent de cœur avec les brigands des Calabres et
des Abruzzes, les pendeurs d'Arad, les fouetteurs
de femmes, les meneurs d'esclaves. Nous sommes

matérialistes, mais non à la manière des apologistes des crimes des hommes du Sud des États-Unis, des hauts faits de piraterie accomplis par les Semmes; nous sommes matérialistes, mais pas comme vous, hommes de la philosophie divine, dont le spiritualisme ordonné, commandé, imposé, fait douter de tout, d'en haut comme d'en bas. Instruites un jour, les nations vous jugeront à votre juste valeur.

Si pour le théocrate, l'homme de la théologie, *science des sciences, qui les étudie toutes pour toutes les absorber*, la matière est quelque chose d'impur, d'aussi immonde que l'était le pourceau aux yeux des Beni-Israël, pour le métaphysicien c'est un être informe, chaotique, sans attributs, une prostituée de quelques mille ans sur laquelle, par un caprice difficile à comprendre, d'autant plus que l'Être suprême est immuable, la divinité a greffé, un beau jour, des fétiches. Pesanteur, calorique, électricité, sont autant d'en soi, de prétendants qui existent par eux-mêmes, règnent et gouvernent la matière par suite d'un pouvoir occulte, fatal, providentiel. La mère des êtres n'est pour rien dans les phénomènes ou plutôt elle est le théâtre commun où ces pantins ontologiques, aussi illusoires que les fétiches du sauvage, accomplissent leurs actes, comme des marionnettes feraient leurs évolutions automatiques sur le dernier des tréteaux.

Oui, la matière est bien pour la gent théocratique et métaphysique ce que sont les nations pour les tyrans : un *substratum* incapable de faire lui-même ses affaires, ayant besoin de prétendants pour le gouverner. Proclamez le fétichisme dans les sciences inorganiques, donnez des maîtres à la matière inorganique, vous retrouverez ces maîtres, ce fétichisme en biologie et par suite en médecine, en politique et en religion.

Nous devrions mettre de côté, une fois pour toutes, les préjugés de l'enfance et les sophismes de l'école; nous devrions envisager la matière à un point de vue réel, positif, scientifique, voir les métaux et les métalloïdes comme la substance et la cause de tout ce qui existe, leur restituer leurs propriétés, leurs attributs.

Un corps est électrique, lumineux, etc. Est-ce Dieu qui le rend lumineux, électrique? Sont-ce des absolus, des facultés occultes? Le théologue répondra par l'affirmative, car pour lui, nous le répétons, la matière est un être inerte, chaotique, sans attributs. Il dira que la Providence fait tomber la pluie, la grêle, couler les fleuves, gronder

le tonnerre; il énoncera en prose ce que l'auteur
du poëme de la Religion a mis en vers. Le métaphysicien rejettera ces explications, cette intervention divine, il en sourira même, sauf à y adhérer lorsqu'il verra la vie lui échapper; mais il fera
de la lumière, de l'électricité, du calorique autant
de corps distincts de la matière. Il n'aura pas un
Dieu, mais des dieux-fétiches innombrables pour
rendre compte des phénomènes cosmologiques et
physiologiques. Il créera des êtres illusoires auxquels il attribuera le rôle de la matière.

Les explications métaphysiques ne sont pas
mieux fondées que les explications théologiques.
Électricité, lumière, calorique ne dépendent ni
d'un dieu, ni de fétiches, mais sont des propriétés,
des attributs, des qualités de la matière, propriétés indissolublement attachées aux substances, variables avec leur mode agrégatif, tellement inhé-
rentes au *substratum* que toute modification de la
propriété, de l'attribut est l'effet infaillible, im-
manent, nécessaire de la structure des corps. Une
pierre tombe; nous disons qu'elle tombe en vertu
de la pesanteur. Mais qu'est la pesanteur? une
force surajoutée à la pierre? Autant vaudrait dire
que nous digérons par la force vitale, que nous
sentons par le fluide nerveux. La pesanteur est

tout simplement un attribut, une qualité de la matière, ne la gouvernant en aucune façon, pouvant se traduire d'une infinité de manières suivant les différentes conditions où les corps sont placés. Il n'y a pas de milieu; le savoir n'admet pas les faux-fuyants, les transactions, les doctrines hybrides de conciliation, comme elles se produisent trop souvent en politique. Il faut résolument aborder et trancher cette question capitale : la matière est-elle oui ou non la cause des phénomènes organiques et inorganiques? Est-elle l'agent, le *substratum*, la cause de tout ce qui existe, ou un tréteau sur lequel des pantins fonctionnent?

Observer les manifestations des substances, comparer les phénomènes, se rendre compte de leur ordre de similitude et de succession, les grouper, les synthétiser, en établir les lois, rattacher ces lois à un attribut, à une propriété; faire remonter cet attribut à la stratification moléculaire, à son mode agrégatif qui fait que les corps sont plus ou moins denses, poreux, électriques, etc., voilà le but réel, positif de la science. Faire des qualités des corps autant d'en soi, d'abstractions, ou les rattacher à la Providence, est le fait et le but de la théologie et de la métaphysique, mais non du savoir.

Partant de cette idée incontestable, quoique contestée par les apôtres de la foi et les rhéteurs, que la matière est l'agent et la cause de tous les phénomènes de notre planète, nous disons: tous les êtres possèdent une activité générale se manifestant par des phénomènes essentiellement liés au mode agrégatif des substances, dépendant de leur composition moléculaire et variables avec l'état de nos sens. Seuls les corps vivants ont une activité spéciale revêtant trois modes : la végétalité, l'animalité, la sociabilité, se reliant par des gradations si insensibles qu'il sera toujours impossible de jeter une ligne de démarcation tranchée, définitive entre les êtres organisés. Ces trois modes d'existence se subordonnent régulièrement. Sans activité générale de la matière pas de végétalité, sans végétalité pas de vie de relation, sans vie de relation pas de sociabilité; et des trois actes de la végétalité, le développement et la reproduction n'auraient jamais existé et ne pourraient se maintenir sans la nutrition. Comme Aristote l'a très-judicieusement observé dans son *Traité de l'âme* : intelligence, sensibilité, motilité, développement, reproduction se subordonnent régulièrement et viennent, en dernière analyse, se rattacher à la nutrition, à cette double propriété d'assimilation et de désassimilation qui fait jouir les êtres vivants de l'usufruit d'une existence passagère.

Cette propriété domine tous les phénomènes physiologiques, elle est le fondement de la vitalité. La vie commence et cesse avec elle. Les corps organisés rentrent alors parmi les éléments des corps inorganiques, perdent leur activité spéciale d'un instant pour recouvrer les attributs de la matière inanimée. Dans ce va-et-vient éternel de métamorphoses successives où la matière ne fait que changer de place, mais conserve à jamais son inaltérabilité moléculaire, où elle demeure, en définitive, immuable, malgré tant de transformations perpétuelles, les éléments dont sont formés les organismes sont momentanément bien variés, bien différents; cependant, ils viennent tous aboutir à ces deux grandes catégories de corps simples, dernière analyse de la matière : les métaux et les métalloïdes. Parmi les métaux, nous trouvons le potassium, le sodium, le calcium, le fer, le manganèse, le magnésium, le silicium, etc.; parmi les métalloïdes, l'oxygène, l'hydrogène, l'azote, le carbone, le chlore, le phosphore, le soufre, etc. Tous ces éléments sont indispensables à la vie; mais combien les derniers, les métalloïdes,

jouent un rôle prépondérant. L'eau, le protoxyde
d'hydrogène, forme soixante et quinze parties du
poids du corps. L'albumine et la fibrine, qui constituent la presque totalité des parties musculaires, sont des principes immédiats composés-
d'hydrogène, de carbone, d'oxygène, d'azote. La
graisse est du carbone, de l'hydrogène et de l'oxy
gène. Les tendons, les nerfs sont formés des mêmes éléments. Les os sont eux-mêmes, moins le
résidu calcaire, du phosphore, de l'oxygène, etc.
Le corps est donc, qu'on nous permette de l'écrire,
un composé d'éléments gazeux transformés momentanément en solides et en liquides. Rendus à
la terre, ces éléments recouvreront bientôt leur
état primitif pour aller constituer de nouveaux
êtres, invariablement composés des mêmes métaux et des mêmes métalloïdes. C'est leur attribut,
leur propriété de changer de place, de présider à
la vie et à la mort, à la ségrégation de l'organisme,
comme à sa reproduction et à son développement.

Que reste-t-il de l'incinération d'un cadavre?
quelques cendres. Cette métempsychose, ce *circulus æterni motûs* des particules matérielles, avait
été pressentie par les philosophes grecs, mais était
restée lettre close, faute de données scientifiques.
Par ses moyens d'investigation, la chimie a permis

à la biologie de nous faire connaître la nutrition,
de dévoiler expérimentalement cette double propriété d'assimilation et de désassimilation, propriété expliquant le rapport merveilleux qui relie
les êtres vivants aux corps inanimés, et nous rend
compte de l'unité de l'ensemble de la nature.
Cette unité nous séduit, nous charme, nous attire;
mais, il faut aussi le reconnaître, dans certains
moments de séparation douloureuse d'êtres à jamais chers, elle plonge l'esprit dans des stupeurs
profondes. Que nous importe alors la science,
même la vie? On oublie tout pour pleurer ses
morts bien-aimés, d'autant plus que l'intelligence
est à même de se souvenir de ce qu'ils ont fait
pour nous. Mille souvenirs domestiques, les plus
purs, viennent assaillir la pensée.

« Mais au sort des humains la nature insensible
« Sur leurs débris épars suivra son cours paisible. »
(LAMARTINE).

Il faut se résigner, accepter stoïquement ces ca-
tastrophes déchirantes et courber le front devant
cette loi inflexible qui veut que les générations
présentes soient la semence de races à venir.
« Elles passeront elles-mêmes, et nous rejoin-
dront. Nous nous transmettons, en courant, le
flambeau de la vie » (LUCRÈCE). Sans cette mu-

tation incessante des éléments, la vie n'était pas possible. La nature aurait été morte, inanimée.

Chose pénible à dire, quoique réelle, les théologies qui devraient adoucir ces tristes moments de séparation éternelle, n'ont fait que les assombrir. On dirait, *tantum religio potuit suadere malorum*, que les castes sacerdotales ne vivent que sur la mort, le cadavre. Autrefois, on avait les furies, l'horrible Cerbère, le sombre Tartare si énergiquement qualifiés de fruits du mensonge et de la crainte par le poète Sénèque.

> « Les monstres du Tartare et ses nombreux fléaux
> « Et le triple gardien des gouffres infernaux,
> « Et leur roi ténébreux, ne sont que de vains songes
> « Ou du fourbe ou du sot, méprisables mensonges. »
>   (*Trad.* PONGERVILLE)

Aujourd'hui, ces chimères se sont évanouies. Les premiers à en rire sont les ultramontains , gent très-libérale lorsqu'on sape ce qu'elle déteste, très-raisonneuse lorsqu'on ne touche pas à sa charte théocratique ; des plus haineuses et des plus implacables dès l'instant où l'on discute la théologie. Cependant aux fictions mythologiques de la Grèce, propagées par d'antiques prêtres taxés aujourd'hui d'imposteurs par les prêtres modernes, en ont succédé de bien plus étranges et de

bien cruelles, car elles sont empreintes de ce fanatisme frénétique, farouche, fébrile, qui caractérisait les peuplades des Bédouins israélites.

Nos théologues, ces mandataires de la Providence, qui grondent sans cesse contre le progrès,
terrifient les hommes par leurs prédications sur
la mort, sur les peines éternelles. Il y aura, s'é-
crient-ils, beaucoup d'appelés, mais peu d'élus. La
majorité des humains, que disons-nous! la presque
totalité sera la proie de la Géhenne. Et tant de
beati pauperes spiritu d'ajouter croyance à ces
sinistres prédications.

Ce feu éternel dont nos Zébédées ont abusé
d'une manière si atroce au moyen-âge, cette chi-
mère dont ils ont épouvanté tant d'âmes ignorantes et craintives, dont ils nous menacent encore
dans leurs sermons emphatiques et leurs gazettes
dévotes avec un ricanement de démons, à qui est-
il réservé? Est-ce, au moins, aux tyrans, aux par-
jures, aux pendeurs, aux pandours? Est-ce aux
mitrailleurs d'Ancône, de Ferrare, de Bologne,
aux Haynau, aux Schmith, aux Bomba de Naples,
à cette Isabelle d'Espagne dont l'intelligence est
à la hauteur de la clémence? Est-ce au fils de
la cruelle Sophie d'Autriche, aux Nicolas, aux
Alexandre de Russie, aux oppresseurs de la Hongrie,

de la Pologne, de l'Italie? Est-ce à ces misérables
esclavagistes qui ont ensanglanté et couvert de
ruines les États-Unis d'Amérique? Est-ce aux Jefferson Davis, aux Lee, aux Semmes? Allons donc.
En quoi ces gens-là ont-ils enfreint la charte promulguée par les Grégoire, les Ambroise, les Athanase, etc.? Ne sont-ils pas tous les envoyés de la
Providence, les mandataires du Très-Haut? Davis
et Lee n'ont-ils pas combattu pour l'esclavage? Le
feu éternel, la Géhenne où l'on sera consumé
par un feu dont l'intensité n'a rien de comparable au calorique de nos foyers, est réservé à tous
ceux qui auront osé contester les décisions des
pères de l'Église, à tous ceux qui auront eu l'audace de s'élever contre la charte chrétienne, surtout à ces révolutionnaires dont parlait avec tant
de charité le très-doux, le très-miséricordieux
monseigneur le cardinal de Bonnechose, à ces libres penseurs que voudrait voir mitrailler M. Loy-
son. Et vous voudriez que nous croyions un seul
instant à la .Providence, à Dieu, à l'âme! La
science ne nous ferait pas admettre le matérialisme, que la méchanceté hautaine, la fatuité outrecuidante des rhéteurs tonsurés nous plonge-
raient dans l'incrédulité la plus complète.

Nous avons dit que le fondement de la vitalité

était la nutrition, propriété d'assimilation et de désassimilation maintenant l'organisme par un échange continu de molécules entre l'être vivant et les milieux. Nous allons exposer successivement le rôle des aliments et des boissons, examiner quels sont les produits absorbés et rejetés, les organes chargés de leur utilisation et de leur élimination. Nous le ferons à un point de vue général. Les traités de physiologie sont si riches de détails et d'expériences, qu'on ne saurait entrer dans ces détails et ces expériences sans faire une compilation fastidieuse.

L'homme perd continuellement de l'oxygène, de l'azote, de l'hydrogène, du carbone, du chlore, du soufre, du phosphore, du potassium, du sodium, etc., à l'état binaire, ternaire, quaternaire. Cette déperdition d'éléments métalloïdes et métalliques, qui commence avec la vie et finit à la mort, varie sensiblement suivant les âges, les tempéraments, les professions, le régime, les climats, etc. Ces pertes organiques doivent être réparées, et cette réparation, ou plutôt cette substitution de particules matérielles, doit s'effectuer en raison directe du nombre et de la nature des éléments éliminés sous forme de principes immédiats gazeux, liquides et solides. Les aliments et les boissons remplissent ce rôle physiologique.

Pour servir à l'entretien, à la conservation de notre organisme, les substances nutritives doivent subir l'influence de l'oxygène ; mais leur oxydation est loin d'avoir la même énergie et les mêmes résultats. Il est des aliments propres à réparer plus spécialement nos tissus, à les renouveler, à les développer. Ce sont des substances quaternaires azotées, renfermant des sels et bases inorganiques qui servent de charpente à notre économie et en constituent la partie osseuse, calcaire. Ces matières albuminoïdes sont les agents des propriétés musculaires du corps, comme l'écrit Liebig : « A mesure que s'amoindrit l'appareil mécanique, à mesure que diminue la substance des muscles, le corps perd de la faculté de produire de la force ; à mesure, au contraire, que les parties organisées sont réparées et renouvelées, le corps ressaisit et même accroît cette force. »

Ces aliments azotés ont peu d'affinité pour l'oxygène ; ce qu'on en utilise par jour est cinq à six fois insuffisant pour l'action de ce gaz inspiré dans le même laps de temps. S'il en avait été autrement, l'organisme n'aurait pu résister à la propriété comburante de ce métalloïde ; les substances albuminoïdes auraient été consumées, brû-

lées comme l'huile d'une lampe; loin de se régénérer, de se développer, les muscles auraient
subi la même influence. Est-ce à dire que ces
aliments ne subissent pas l'action de l'oxygène?
Non, ce corps métalloïde inspiré les façonne, les
rend assimilables pour remplacer les parties organisées que ce même gaz a rendues impropres à
l'existence. Cette mutation, cette substitution d'é-
léments produit du calorique, mais dans de faibles proportions; car si les matières albuminoïdes
subissent une oxydation, cette oxydation n'a rien
de comparable sous le rapport de la promptitude à
celles des substances hydro-carbonées.

Les aliments plus spécialement propres à renouveler nos tissus sont constitués par des principes
immédiats différents; néanmoins tous peuvent être
considérés comme une seule et identique substance.
Fibrine, caséine, albumine d'origine végétale ou
animale, ces principes immédiats renferment les
mêmes éléments, les mêmes métalloïdes, seulement dans des proportions différentes et sont ra-
menés par la digestion à un même état spécifique :
la peptone ou l'albuminose.

Si notre organisme se régénère à chaque instant,
si le vif chasse le mort, si des principes immédiats azotés sont nécessaires pour remplacer les

tissus oxydés, d'autres principes sont également indispensables pour produire plus particulièrement la chaleur vitale. Ces principes immédiats renferment les mêmes éléments que ceux des aliments albuminoïdes, moins l'azote. Leur effet est prompt, passager ; rapidement oxydés, ils sont de suite rejetés de l'organisme ou ils se déposent dans nos tissus sous forme de graisse, hydrate de carbone servant de réserve dans une infinité de cas à la nutrition.

De là cette grande et belle distinction des aliments en plastiques et respiratoires, division que la chimie a fait passer désormais dans le domaine des faits sanctionnés par la méthode expérimentale.

Sans doute, les aliments sont loin de renfermer exclusivement des principes immédiats azotés ou hydro-carbonés ; la vie n'aurait pu se maintenir, exister même. Comme l'ont prouvé les expériences si concluantes de Tiedmann et Gmelin, elle est impossible avec une nourriture purement azotée et hydro-carbonée. Aussi, par une nécessité merveilleuse, à laquelle devraient bien réfléchir les physiologistes *in fieri* qui font descendre la terre du soleil, qui croient à la génération spontanée et font passer l'homme par des transformations successives, les principes azotés et hydro-carbonés des aliments sont réunis dans une proportion d'autant plus exacte que l'animal n'est pas à même de se nourrir, de se procurer ses aliments et de les varier.

Auguste Comte a eu le tort de vouloir se rendre compte de l'origine de notre globe, problème si attrayant pour le philosophe ; mais il a eu le bon esprit de faire de la terre une planète intelligente, procréant les êtres qui vivent à sa surface. Nous repoussons cette explication comme toute explication surgie de l'imagination cherchant à deviner ce qui ne peut être scientifiquement résolu ; seulement, nous la préférerions encore à ces systèmes métaphysiques où l'origine des êtres est subordonnée au hasard. La naissance, la création des êtres organisés imaginée, qu'on explique l'universalité de tous ces mondes suspendus sur nos têtes, qu'on nous rende compte de cet espace infini qui recule, comme l'a dit Lucrèce, avec l'éternité. Soyons plus humbles ; admirons, sachons nous résigner ; laissons à d'orgueilleux sophistes et à d'intolérants théologues la solution de problèmes à jamais indémontrables.

L'homme consomme en moyenne, dans les 24 heures, trois parties de substances hydro-carbonées pour une de substance azotée. Pendant les

premiers mois de son existence, son alimentation
doit donc contenir les mêmes proportions. Aussi,
par une nécessité indispensable, le lait est un aliment complet; il renferme dix parties de caséine
(aliment plastique) et trente parties de sucre et
de beurre (aliments respiratoires).

Il s'en faut que les autres substances nutritives
contiennent une proportion aussi rigoureuse des
principes immédiats azotés et hydro-carbonés,
comme il est facile d'en juger par le tableau suivant tracé par Liebig:

Lait, matières albuminoïdes	1	m^{res} hydro-carbonées 3	
Lentilles	»	1	»	2,1
Pois	»	1	»	2,3
Fèves	»	•1	»	2,2
Bœuf	»	1	»	1,2
Froment	»	1	»	4,6
Seigle	»	1	»	5,7
Orge	»	1	»	5,7
Pomm. de terre	»	1	»	9
Riz	»	1	»	12
Sarrazin	»	1	»	13

L'homme est donc obligé de rapprocher autant
que possible les principes de son alimentation de
ceux du lait, de ramener l'équilibre, une exacte
proportion entre les éléments azotés et hydro-carbonés absorbés et éliminés, soit par la variété de

10

son régime, soit par la quantité des substances nutritives dont il fait usage. Les populations qui se nourrissent de riz en absorbent beaucoup, et encore un merveilleux instinct de conservation les porte-t-il à mélanger ce corps essentiellement hydro-carboné à des substances azotées. Malgré cette précaution, la vigueur de ces populations est faible, leur énergie musculaire est peu développée.

On s'est élevé contre cette division si naturelle des aliments en plastiques et respiratoires. L'esprit absolutiste et rétrograde cède si difficilement devant le progrès, aussi bien en médecine qu'en politique. Ce sont des données chimiques auxquelles la physiologie n'a rien à voir ; c'est le creuset qui a jeté cette ligne de démarcation, répondent en chœur les Falloux et les Montalembert de l'anthropologie, les Trousseau et les Malgaigne. Non, cette division des aliments n'est point illusoire, fictive. Ce qui prouve d'une manière irréfutable qu'elle repose sur des assises solides, ce ne sont pas seulement les notions positives fournies par la chimie sur la composition élémentaire des aliments, sur la nature tout-à-fait opposée des principes immédiats dont ils sont formés, mais les découvertes réalisées en physiologie. Que l'aliment soit complet ou non, qu'il soit constitué par des

principes hydro-carbonés et albuminoïdes, pour
être utilisés ces principes auront leurs travailleurs
distincts, leurs sucs dissolvants particuliers. La
salive ne remplit pas le même rôle dynamique
que le suc gastrique, le suc gastrique que le suc
biliaire, pancréatique. Pour leur élimination, les
organes seront également différents. Les reins seront spécialement chargés de rejeter les matières
albuminoïdes, azotées, converties en urée, en acide
urique ; au poumon incombera surtout la tâche
d'exhaler les hydrates de carbone transformés en
vapeur d'eau et en acide carbonique.

Comme les aliments, les boissons sont des substances réparatrices de l'organisme. L'eau renferme un certain nombre de sels (chlorures, carbonates, sulfates, etc.) ; les autres liquides contiennent, outre ces sels, des corps azotés et non azotés
en proportion plus ou moins variable. Aussi, M.
Béclard a-t-il raison d'écrire que les boissons sont
de véritables aliments.

Avant de servir à la rénovation de l'organisme
et à la production du calorique, les aliments subissent une première préparation physiologique.
Pour être absorbés et versés dans le sang, tous
doivent être dissous. Cette dissolution ramène les
principes immédiats azotés à l'état d'albuminose,

les principes hydro-carbonés à l'état de glycose. Quant aux corps gras, ils ne subissent aucune action catalytique; leur absorption est précédée d'une simple émulsion, d'une division en particules extrêmement ténues.

Dans la cavité buccale les aliments s'imprégnent de salive. Ce suc catalytique dissout en partie les substances amylacées, convertit leur fécule, leur amidon, substance insoluble, en dextrine d'abord, puis en glycose, substance très-soluble, destinée plus particulièrement à la production de la chaleur animale.

Parvenu dans l'estomac, le bol alimentaire va subir des actions transformatrices bien opposées. Sous l'influence de la ptyaline, principe catalytique de la salive, la dissolution et la métamorphose des substances amylacées continue à s'effectuer, mais moins rapidement; d'abord parce que la salive dont étaient imprégnés les aliments n'est plus renouvelée; puis, parce que leur action rencontre un obstacle puissant dans l'acidité du suc gastrique. Ce suc contient deux principes, l'un chargé d'un rôle purement mécanique, identique à celui de la cuisson ou de la mastication, l'autre d'une action transformatrice. L'acide lactique ramollit les substances azotées,

plastiques, les désagrège ; la pepsine ou la gastérase les catalyse. Fibrine, albumine, caséine, glu-
ten d'origine végétale ou animale sont convertis
en une même substance absorbable, l'albuminose
ou la peptone, substance nutritive différant de l'albumine par la propriété de ne se coaguler ni par
la chaleur, ni d'être précipitée par les acides, attribut qu'elle conserve momentanément jusqu'à
son passage dans le sang qui d'acide la rend alcaline, d'albuminose la ramène à l'état d'albumine.

Dans l'estomac, le travail de dissolution des aliments est loin d'être complet. Les corps gras n'y
subissent aucune action modificatrice ; les substances amylacées y sont incomplètement dissoutes ,
l'action catalytique de la diastase salivaire ayant
été entravée par la présence de l'acide lactique
du suc gastrique. Les principes azotés , albuminoïdes n'ont pu eux - mêmes être complètement
rendus solubles, transformés en albuminose. De
nouveaux organes sont donc nécessaires pour
achever le travail digestif, de nouveaux sucs sont
indispensables pour ramener les aliments à un état
complet de dissolution.

Pendant trois ou quatre heures, la bouillie alimentaire séjourne dans l'estomac ; tout ce qui n'a
point subi l'influence transformatrice et dissol-

vante de la ptyaline et de la gastérase, franchit le
pylore. Les nouveaux sucs qui vont achever la
digestion, effectuer ce que n'ont pas accompli la
diastase salivaire et la gastérase sont les liquides
pancréatique, biliaire, intestinal.

La dissolution et la transformation des substances amidonnées en glycose, un moment entravées
dans l'estomac, recommence énergiquement dans
le duodénum sous l'influence du suc pancréatique.
Outre cette propriété dissolvante et catalytique, le
pancréas a l'attribut de dissoudre les matières
albuminoïdes, et d'émulsionner les corps gras, de
les rendre absorbables par leur réduction en particules extrêmement ténues, si ténues qu'elles sont
visibles seulement au microscope. Comme le liquide pancréatique, la bile possède la propriété
d'émulsionner les graisses, mais à un degré beaucoup plus faible. Elle n'exerce aucune action sur
les substances amylacées et albuminoïdes.

Le suc intestinal exerce une action multiple sur
les substances alimentaires. Arrière-garde de la
digestion, il jouit tout à la fois des propriétés catalytique et dissolvante des sucs salivaire, gastrique, pancréatique, propriétés d'autant plus pro-
noncées qu'on se rapproche davantage de l'estomac. A partir de cet organe, l'action du suc intes-

tinal faiblit insensiblement à mesure qu'on s'en éloigne, sans cesser cependant avec l'intestin grêle. Le gros intestin dissout et catalyse également les substances albuminoïdes et hydro-carbonées, mais dans des proportions minimes, car son action porte sur le peu de substances nutritives qui ont résisté ou plutôt qui n'ont pas eu le temps d'être dissoutes et transformées par les sucs salivaire, gastrique, pancréatique, biliaire.

La digestion n'est que l'acte préparatoire de la nutrition. Rendus solubles, les aliments sont absorbés et versés dans le sang où ils vont jouer un double rôle : réparer nos tissus, les renouveler et entretenir le calorique vital. Un nouvel organe est nécessaire pour cette utilisation, mais bien différent de ceux de l'appareil digestif, des glandes salivaires, des sucs gastrique, pancréatique, biliaire, intestinal, il ne sécrétera point de produits dissolvants réabsorbables après leur action physiologique, il ne catalysera pas à l'aide de ferments particuliers, azotés, les aliments dissous, désagrégés. Vaste muqueuse repliée nombre de fois sur elle-même pour former des cellules innombrables, le parenchyme pulmonaire constitue un admirable filtre à travers lequel se tamise l'air inspiré, comme se tamise l'acide carbonique à travers le

parenchyme d'une feuille. Sur 100 parties, l'air
contient 79 parties d'azote et 21 d'oxygène. Seul
l'oxygène est filtré, tamisé, traverse la muqueuse
pulmonaire pour pénétrer dans le réseau vascu-
laire dont elle est tapissée, et de là se répandre
dans le sang. Tous les aliments digérés et absorbés
sont forcés de subir l'action de ce gaz avant leur
utilisation.

L'action de l'oxygène sur les substances hydro-
carbonées est prompte. Ce métalloïde les transforme rapidement en matières inorganiques, en
vapeur d'eau et en acide carbonique. Cette transformation atomistique est très-facile à saisir : l'a-
cide carbonique renferme deux équivalents d'oxygène et un de carbone; la glycose, deux de carbone,
un d'oxygène et un d'hydrogène. Qu'arrive-t-il
dans l'acte respiratoire? L'oxygène de l'air inspiré
se combine avec l'hydrogène de la glycose pour
former de l'eau; le carbone de la glycose et son
oxygène se combinent avec une partie de l'oxygène inspiré pour former de l'acide carbonique;
métamorphose qu'on peut ainsi résumer : l'acide
carbonique étant CO^2 et l'eau H^2O, la glycose de
C^2OH devient CO^2 et H^2O par suite de la combinaison de ses équivalents chimiques, de ses éléments avec l'oxygène absorbé.

Cette transformation de la glycose, provenant du produit digestif des aliments essentiellement respiratoires, est toujours en rapport avec l'énergie de la respiration, la vitesse de la circulation, l'état atmosphérique, sa température, son hygrométricité, et surtout avec la quantité et la richesse des substances nutritives hydro-carbonées. Une vie molle, sédentaire, une nourriture insuffisante, l'abstinence, un air humide, peu renouvelé, une affection chronique de l'appareil pulmonaire, une lésion organique du cœur, etc., abaissent les proportions d'eau et d'acide carbonique rejetés, et par conséquent la chaleur vitale, tandis que l'exercice, un air pur, une alimentation fortement hydrocarbonée, etc., les augmentent.

Les féculents ne sont pas tous instantanément brûlés, ils ne servent pas seulement à maintenir le calorique vital, une partie se fixe dans nos organes, remplace les matières graisseuses de notre économie. Quel est le siège de cette transformation des substances hydro-carbonées en graisse? Le foie?

« Il n'est pas invraisemblable que le foie soit le siège de la formation de la graisse. Cette action est peut-être déterminée par un ferment contenu dans le foie et agissant comme la salive sur l'a-

midon, comme la muqueuse stomacale sur le
chyme. Le foie serait donc le siège de la graisse.
Cette transformation serait le résultat de deux
actes : d'une oxydation incomplète enlevant au
sucre une partie de son oxygène, et d'un dédou-
blement ou d'une fermentation ayant pour effet
l'élimination de l'oxygène sous forme d'acide carbonique. » (*Lettres sur la chimie*, Liebig.)

Depuis, Claude Bernard a constaté dans le foie
broyé dans de l'eau l'existence d'un sérum laiteux,
émulsif, dû à de la graisse tenue en suspension.

Admettons même que les explications du célèbre professeur de Giessen soient de pures conjectures, ce qui est certain c'est que les substances amylacées se convertissent en graisse, que
cette graisse se produit en raison de la quantité,
de la richesse des aliments respiratoires et du peu
d'énergie de l'appareil pulmonaire. Plus la respiration sera active, plus la circulation sera développée, moins le tissu adipeux sera abondant.

Par rapport aux agents hydro-carbonés, le foie
ne joue pas ce rôle unique. Nous avons vu la
bile émulsionner les corps gras pour les rendre
absorbables. Cet organe produit encore de la glycose non pas aux dépens d'une matière azotée,
albuminoïde, mais amylacée, à laquelle M. Ber-

nard a donné le nom d'amidon végétal ou de glycogène, substance hydro-carbonée qui se convertit en sucre sous l'influence d'un ferment, d'une substance azotée.

Dans leur beau Mémoire publié en 1821, Tiedmann et Gmelin ont montré par un parallèle aussi ingénieux que positif la corrélation intime existant entre les fonctions du poumon et celles du foie. Ils ont fait voir que le foie est d'autant plus volumineux que la respiration est peu énergique, le régime alimentaire très-riche en hydrates de carbone. En effet, si le foie prépare des matériaux hydro-carbonés, il est par excellence l'organe régulateur de la respiration en enlevant au sang les éléments que n'a pu détruire l'oxygène. Loin d'être formée de principes immédiats identiques à ceux rejetés par la muqueuse pulmonaire, la bile renferme des produits organisés, non cristallisables, qui réabsorbés vont servir à la rénovation de l'organisme, à la production du calorique vital, tandis que ceux de la respiration sont des corps morts, désorganisés, ne pouvant servir à notre économie qu'après avoir été utilisés, organisés par la plante. Il est facile de constater que le volume du foie est en raison directe de l'énergie du poumon. Plus la respiration est active,

moins le foie est développé. Cet organe est volumineux chez les populations orientales dont l'existence est molle et la nourriture riche en hydrates
de carbone. Aussi, dans les contrées méridio-
nales observe-t-on surtout des maladies du foie,
des troubles des voies biliaires. Le foie de l'enfant
n'est pas à comparer, toutes choses égales d'ailleurs, à celui de l'adulte; celui d'un homme à
profession pénible, laborieuse, à celui d'un homme
de cabinet.

Liebig a donc raison d'écrire : « Le foie sert
de magasin aux substances destinées à la respiration. Le foie est petit, quand le poumon est développé ; plus la consommation du combustible
est rapide, moins le magasin est encombré. L'é-
tendue du magasin est en rapport défini avec
la propriété de consommation. »

Comme la glycose, les matières grasses sont
brûlées, et cette oxydation produit les mêmes ré-
sidus : de l'eau et de l'acide carbonique.

Nous venons d'examiner l'action de l'oxygène
sur les substances hydro-carbonées ; passons à l'u-
tilisation des corps protéiques, azotés. L'oxygène
intervient également pour leurs métamorphoses,
leurs transformations successives ; il est l'agent
indispensable de leur assimilation, mais ici les

transformations qui s'opèrent sont bien plus len-
tes à se produire et par suite très-difficiles à constater. Rien de plus simple que de se rendre compte
de la source de la chaleur organique, de saisir le
rôle des aliments respiratoires, d'assister en quelque sorte à leurs phases successives. Au contraire,
combien d'actions secondaires ont lieu avant que
la protéine, l'albumine absorbée se métamorphose
en musculine, neurine, osséine, chondrine, etc.
Cette oxydation lente, graduelle du produit azoté
de la digestion, pour donner lieu aux principes
immédiats organiques, est loin d'être complètement dévoilée. Nombre de phénomènes physiologiques s'effectuant au sein des molécules échan-
gées nous sont encore inconnus. Cependant ce
qu'on sait, et ce qu'il importait surtout de ne
point ignorer, c'est que tous les principes immédiats assimilateurs azotés proviennent de l'albuminose que métamorphose, transforme l'oxygène.

Ce métalloïde, passé dans le sang et dont l'action n'a point servi à l'utilisation des hydrates
de carbone, s'empare de la protéine absorbée.
Cette albumine oxygénée forme momentanément
les globules sanguins. Ces globules subsistent
quelques instants et disparaissent bientôt pour
constituer la fibrine, substance organique qui

doit constituer les muscles, les régénérer, les développer.

Toute l'albumine absorbée, tout le produit digestif azoté passe-t-il nécessairement par l'état globulaire sanguin avant d'être organiquement utilisé? Nos tissus albuminoïdes, protéiques procèdent-ils tous de la fibrine? C'est probable, car la plupart ne se distingue de la fibrine que par une oxydation plus avancée; cependant il n'est pas encore permis d'affirmer d'une manière positive que tous passent par l'état intermédiaire de fibrine et que quelques-uns ne procèdent pas directement de l'albumine contenue dans le plasma. Quoi qu'il en soit, comme le fait judicieusement remarquer M. Béclard, tous nos tissus, autres que les muscles qui constituent environ la moitié solide du corps, procèdent de l'albumine ou de la fibrine par une fixation soit d'oxygène et d'hydrogène dans les proportions de l'eau, soit d'hydrogène et d'azote dans les proportions d'ammoniaque. Exhalé à travers les parois des vaisseaux capillaires, humectant tout l'organisme, le plasma du sang, le cruor, composé de fibrine et d'albumine, se transforme en muscles, en nerfs, tendons, cartilages, etc.

De l'assimilation, arrivons à la désassimilation.

Si l'organisme a besoin de substances propres à sa rénovation, il restitue continuellement aux milieux des matériaux devenus impropres à l'existence. Ces matériaux sont rejetés sous formes solide, liquide, gazeuse ; les voies de leur élimination sont le poumon, la peau, le tube intestinal, les reins.

La muqueuse pulmonaire exhale de la vapeur d'eau, de l'acide carbonique. L'exhalation de l'acide carbonique résultant de l'oxydation de la glycose qui a servi à la production du calorique est en moyenne et en poids de 36 grammes environ par heure, soit en volume 18 litres ; mais cette quantité est extrêmement variable avec l'énergie de la respiration, la vitesse de la circulation, l'état hygrométrique de l'air, la richesse des substances hydro-carbonées absorbées, l'âge, etc. L'exhalation de la vapeur d'eau est de 500 grammes environ dans les 24 heures. Comme celle de l'acide carbonique, elle subit de nombreuses fluctuations suivant les mêmes causes qui ont pu ralentir ou accélérer la respiration pulmonaire. Cette vapeur d'eau ne résulte pas uniquement de la combinaison de l'hydrogène des substances hydro-carbonées avec l'oxygène du sang ; la majeure partie provient du protoxyde d'hydrogène introduit dans l'organisme avec les boissons et les aliments.

Comme la muqueuse pulmonaire, la peau absorbe de l'oxygène; comme elle, elle rejette de l'eau et de l'acide carbonique; mais l'absorption de l'oxygène atmosphérique à travers la membrane cutanée étant très-faible chez l'homme, la quantité d'acide carbonique exhalée est peu considérable : elle n'est que la 38me partie de l'exhalation pulmonaire. Il n'en est pas de même de la transpiration cutanée; l'eau éliminée par la peau est le double de celle exhalée par la muqueuse pulmonaire, quantité très-variable avec l'état hygrométrique de l'air. A cette vapeur d'eau se joint celle sécrétée par les glandes sudoripares qui peut devenir très-abondante et se répandre sur la surface de la peau à l'état liquide, de sueur, à la suite d'une course, d'un travail pénible, d'une température très-élevée.

Le tube intestinal rejette de l'eau, le résidu réfractaire à la digestion et une partie de la bile non réabsorbée, renfermant des matières grasses, des substances albuminoïdes non complètement oxydées, non cristallisables.

Ainsi que la peau, le tube intestinal et la muqueuse pulmonaire, les reins rejettent l'eau de notre économie, mais dans de plus fortes proportions. En moyenne, dans les 24 heures, l'urine sécrétée est de 1500 grammes, quantité qui varie avec la proportion de boissons absorbées, la température extérieure, les exercices, etc. Plus abondante sera la sécrétion cutanée, moins abondante sera celle de l'urine.

Si au poumon incombe la tâche d'exhaler les produits oxydés des substances respiratoires qui ont servi plus spécialement à la production du calorique vital, aux reins est réservée celle d'éliminer les matériaux albuminoïdes, azotés, rendus inorganiques, cristallisables.

Les substances azotées de l'urine sont l'urée, l'acide urique, la créatinine, la créatine, des matières albuminoïdes désignées sous le nom de matières extractives et encore imparfaitement analysées sous le rapport de leur oxydation. Tous ces produits protéiques sont loin de renfermer les mêmes proportions d'azote, d'avoir subi la même transformation cristallisable et d'être sécrétés dans les mêmes proportions.

L'urée est de tous les corps albuminoïdes le plus riche en azote; sur cent parties il contient quarante-six parties d'azote. C'est le produit protéique de l'urine le plus complètement oxydé et

11

celui dont l'élimination est la plus forte. En
moyenne, et dans les vingt-quatre heures, la muqueuse pulmonaire exhale trente-six grammes
d'acide carbonique en poids, acide provenant de
la combustion des corps respiratoires. Par une
coïncidence merveilleuse, les reins sécrètent, dans
le même laps de temps, la même quantité d'urée
résultant de l'oxydation complète des substances
albuminoïdes.

Nous avons vu l'exhalation de l'acide carbonique par la muqueuse pulmonaire activée par l'é-
nergie de la respiration; il en est de même pour
la sécrétion de l'urée. Plus l'oxydation des tissus
est rapide, plus promptement s'effectue la transmutation des tissus par l'oxygène, plus grande
est la quantité d'urée sécrétée par les reins. Aussi
y a-t-il exagération d'urée dans l'urine de l'enfant;
l'urée de l'adolescent est plus abondante que celle
de l'adulte, celle de l'adulte que celle du vieillard,
celle des personnes à profession active que celle
des personnes à vie molle, sédentaire.

Si la quantité d'acide carbonique exhalée par le
poumon et celle de l'urée rejetée par les reins est
dans un rapport exact avec l'énergie de la respiration, il n'en est pas de même au sujet du régime
alimentaire. Une alimentation riche en substances

féculentes et sucrées augmente les proportions de l'acide carbonique, tandis que la sécrétion de l'urée diminue sensiblement avec un régime hydro-carboné et augmente avec une alimentation fortement azotée.

Pour être assimilée à l'organisme, si l'albumine absorbée subit diverses modifications sous l'influence de l'oxygène avant de se transformer en musculine, neurine, chondrine, etc., il en est de même pour les substances protéiques désagrégées. Avant de parvenir à une métamorphose d'oxydation définitive qui les rend inorganiques, cristallisables, toutes subissent également, sous l'influence de l'oxygène, des transformations dont le dernier terme des métamorphoses est l'urée. Cette transformation n'a jamais lieu d'une manière radicale pour tous les produits azotés rejetés. Aussi trouve-t-on constamment dans la sécrétion urinaire des produits incomplètement désorganisés : de l'acide urique, de la créatinine, de la créatine, des matières extractives. L'acide urique est moins oxydé que l'urée, la créatinine que l'acide urique, la créatine que la créatinine. Par rapport à l'urée, ces substances albuminoïdes sont en très petite quantité dans l'urine. Ainsi, si les reins sécrètent dans les vingt-quatre heures 36

grammes d'urée, ils n'éliminent qu'un gramme
d'acide urique, un de créatine et de créatinine,
onze de matières extractives. Avec un régime
azoté et le ralentissement des phénomènes respiratoires, leur sécrétion pourra augmenter, mais
dans de minimes proportions.

Ces détritus inorganiques de l'urine sont-ils contenus dans le sang? Les reins sont-ils uniquement
chargés de leur élimination? Sans doute, puisque
la présence de l'urée peut être constatée dans le
sang. Après l'extirpation des reins, la quantité de
ce corps cristallisable qui se trouve en faible quantité dans le sang (car à chaque instant il est éli-
miné) augmente dans de très-fortes proportions;
elle peut même s'elever jusqu'à 10 grammes pour
1000 grammes de sang, preuve certaine que les
organes de la sécrétion urinaire n'exercent aucune
action sur la formation de l'urée. Comme le poumon, les reins ne sont donc que des filtres propres
à tamiser des produits désorganisés par l'oxygène,
le premier ceux résultant de l'oxydation complète
des hydrates de carbone, les seconds ceux provenant de l'oxydation des matières albuminoïdes
désagrégées.

Si les matières albuminoïdes devenues cristallisables par l'action de l'oxygène sont évacuées avec

l'urine, la plus grande partie des substances incombustibles de l'organisme suit la même voie d'é-
limination. En moyenne, dans les 24 heures, la
quantité des matières salines rejetées par les reins
(sulfate de soude, de potasse, chlorure de sodium, silice, phosphates, carbonates de soude, de
chaux, etc.) est de 15 grammes, quantité qui varie sensiblement avec l'alimentation, surtout pour
les carbonates et les phosphates. Un régime protéique, azoté donne lieu à des phosphates ; un régime mixte à une moins grande quantité de ces
sels ; une alimentation féculente produit des carbonates dans une proportion telle que le sang des
carnivores se rapproche de celui des herbivores,
du sang de bœuf et de mouton. La sécrétion ré-
nale doit donc être essentiellement modifiée par
le régime alimentaire, les reins ne pouvant filtrer
et éliminer que ce que l'économie s'assimile. Aussi
avec un régime azoté elle contient des phosphates,
elle est acide ; avec un régime végétal, elle est
alcaline, fortement chargée de carbonates.

Ces substitutions de carbonates et de phosphates
modifient essentiellement l'état moléculaire, agrégatif de notre organisme. Comme le fait judicieusement remarquer Moleschott : « Les carbonates
alcalins ne sont d'une grande valeur pour aucun

tissu, tandis que les combinaisons phosphatées sont pour tous de la plus haute importance. De toutes les substances inorganiques la plus répandue dans le corps de l'animal, c'est l'acide phosphorique. On ne peut imaginer ni l'organisation, ni la production du corps en l'absence d'une quantité prédominante d'acide phosphorique. » (*Circulation de la vie,* tome Ier, p. 127-132.)

Le sang est l'agent intermédiaire entre l'assimilation et la désassimilation, entre la création et la dépense ; un liquide contenant les échanges entre l'être organisé et les milieux. En moyenne il est de quinze kilogrammes. Tout ce liquide se renouvelle en vingt-quatre heures : bile, salive, sucs pancréatique, gastrique, etc., sont formés à ses dépens ; c'est le théâtre commun et le plus évident de la rénovation de l'organisme. Mais pour que la vie subsiste, pour que les échanges s'effectuent, le sang doit contenir des corps inorganiques indispensables à la nutrition. Parmi tous ces principes incombustibles, la soude, comme l'acide phosphorique, joue un rôle des plus importants. C'est à la soude que le sang doit la fluidité de ses parties les plus essentielles, que les parois des vaisseaux doivent leur perméabilité au sang, perméabilité permettant à ce liquide de parcourir les dernières ramifications artérielles et veineuses. Sans alcali libre dans le sang, pas d'oxydation; par conséquent pas d'assimilation et de désassimilation.

Nous venons d'exposer les actes de la nutrition, les phénomènes d'assimilation et de désassimilation. Il est facile de les résumer ainsi : les aliments et les boissons sont formés de principes immédiats, constitués eux-mêmes d'éléments métalloïdes et métalliques destinés à la rénovation continue de l'organisme. L'appareil digestif dissout les aliments, les catalyse, les rend propres à être absorbés. Tamisé par le poumon, l'oxygène de l'air agit sur les substances albuminoïdes et respiratoires. Oxydées, les substances respiratoires sont converties en eau et en acide carbonique, pour produire plus spécialement le calorique vital; une partie se transforme en graisse et se dépose dans l'économie, dans une proportion d'autant plus forte que le régime alimentaire est très-riche en fécule. Sous l'influence de l'oxygène introduit dans la circulation, l'albumine, qui provient de l'albuminose de la digestion des substances azotées, se transforme sinon toute, au moins la plus grande partie, en fibrine; l'oxydation continuant à s'effectuer, l'albumine et la fibrine

sont successivement façonnées en musculine, neurine, chondrine, osséine, etc. Pour la désassimilation des substances albuminoïdes, c'est encore
l'oxygène qui en produit la désagrégation en
les faisant passer graduellement par des états
d'oxydation de plus en plus avancée, jusqu'à ce
qu'elles soient réduites à un état inorganique,
cristallisable, à l'état d'urée ; oxydation qui
donne lieu à la production du calorique, mais
dans des proportions beaucoup plus faibles que
celle des corps hydro-carbonés. Les exhalations
et les sécrétions sont les produits des échanges
opérés entre la création et la dépense, l'assimilation et la désassimilation. Ces produits sont rejetés par la peau, les reins, le poumon et le tube
intestinal. La muqueuse pulmonaire et la peau
sont chargées de l'élimination de l'acide carbonique, de la vapeur d'eau provenant de la combustion des matières respiratoires ; le tube intestinal et plus spécialement les reins sont
chargés du rejet des matériaux albuminoïdes. Les
matières incombustibles, inoxydables, qui jouent
un rôle des plus importants dans les phénomènes
de nutrition, sont excrétées une faible partie par
la peau et le poumon, les fèces ; la plus grande
partie avec l'urine. Le sang est le fleuve où vient

aboutir ce qui doit servir à l'organisme et ce qui lui est devenu impropre.

En s'élevant dans l'échelle des êtres vivants, les phénomènes physiologiques de la nutrition se compliquent insensiblement. Quelle distance immense entre ceux du végétal et ceux de l'homme! Le végétal n'a point d'organes à sucs catalytiques, dissolvants, chargés de rendre absorbables les aliments. Les feuilles, les radicelles puisent dans l'air et la terre des matériaux tout préparés. De plus, ces phénomènes de nutrition sont radicalement différents de ceux de l'homme. Le végétal se développe, vit, en rendant aux milieux de l'oxygène et en absorbant de l'acide carbonique. Il réorganise la matière cambronienne; avec des matériaux inorganiques, puisés dans l'air et dans le sol, il prépare des produits qui serviront de nourriture à l'homme et à l'animal. Avec de l'eau, de l'acide carbonique, de l'ammoniaque, il fait de l'albumine; avec de l'eau et de l'acide carbonique, de l'amidon; avec de l'amidon, de la graisse. Comme l'écrivait le père de la médecine : Rien ne naît, rien ne meurt; mais se mêlant et se séparant, les éléments changent de place. De là, le *circulus æterni motûs* de la matière.

CHAPITRE III.

DE LA MALADIE.

En présence des découvertes merveilleuses réalisées en anthropologie, que doit faire le médecin? Peut-il rester perpétuellement dans des voies conjecturales, puiser sa règle de conduite dans les notions absolues, notions la négation même de la science, par le fait seul qu'elles sont indémontrables? Doit-il recourir à jamais aux explications théologiques, métaphysiques pour concevoir la vie et la mort, la santé et la maladie? Ces explications ont eu leur raison d'être dans un passé historique où la science, à peine éclose, était submergée par le flot ontologique. Aujourd'hui rien ne saurait les excuser. Ce qui pourrait les légitimer, c'est d'abord la théocratie, science de domination et d'obscurantisme, puis la métaphysique, science de l'imagination et de l'orgueil, fondée sur des en soi qui constituent tout le bagage scientifique de nos rhéteurs actuels.

Tant que la science anthropologique n'avait pas été embrassée dans sa véritable généralité, tant que l'être vivant n'avait pas été étudié, scruté dans sa constitution moléculaire, surtout dans ses rapports physiologiques avec les milieux, nous comprenons que les doctrines médicales, et par suite l'art médical, aient été le plus souvent, disons même toujours hypothétiques; ces doctrines et cet art ne reposant pas sur la connaissance positive de la vie, mais sur des données purement gratuites : données surgies de la conception idéaliste des uns, imposées par l'intolérance des autres. Actuellement la médecine doit briser avec le passé et suivre résolument, sans concession, les progrès de la biologie. Les découvertes anatomiques et physiologiques si admirables et si péniblement acquises au prix de tant d'efforts d'humbles travailleurs doivent l'orienter, lui servir de boussole. Comme les arts ont précédé les sciences, la médecine a précédé l'étude de l'homme; de même que les arts ont ressenti l'influence heureuse des sciences dont ils découlent, l'art médical doit également subir désormais l'in-

fluence bienfaisante de la science anthropologique. Il serait bientôt temps, ce nous semble, que
la médecine ne reposât plus sur des hypothèses;
qu'interprétée à un point de vue scientifique, elle
fût une déduction logique de propositions rigou-
reusement établies, dérivant d'une saine interprétation de la nature humaine; qu'elle s'étayât
sur la méthode inductive et expérimentale. Ce
jour-là elle sortirait de ce théologisme, de cet
ontologisme qui ne siéent pas à des hommes
instruits, dont la mission est la plus belle de
toutes : alléger la souffrance.

On a répété bien des fois ces paroles de M.
Claude Bernard : « Le temps n'est pas encore venu
de généraliser les découvertes biologiques et d'en
tirer des applications générales pour la médecine. »
Alors qu'on nous dise quand on pourra les généraliser; qu'on nous fasse entrevoir l'époque, même
éloignée, où l'on pourra en tirer des applications
générales, où l'art médical sortira de cette instabilité qui l'annihile, comme l'instabilité des sectes
théologiques déprécie la morale. Faut-il assister
sans fin à des opinions si contradictoires sur la
maladie, à tant d'explications divergentes sur le
mode d'agir des médicaments? Le pouvons-nous,
lorsque la nature humaine, l'étude de l'homme

dans ses rapports physiologiques est dévoilée? Devons-nous nous incliner devant les prétendants
de la matière organisée, avoir recours à ces prétendues providences formatrices, conservatrices,
curatives, à ces âmes, à ces forces vitales *in actu*
et *in posse?* Devons-nous sacrifier le savoir à ces
fétiches qui règnent et gouvernent autocratiquement notre organisme?

Que des sophistes politiques, étrangers à la
science, se servent de facultés occultes pour faire
digérer leur prose alambiquée, nous le comprenons
encore; mais ce que nous ne saisissons pas, c'est
qu'en médecine la scolastique et non la science,
le sophisme et non le savoir règnent et captivent
l'esprit de tant de praticiens. Si en politique la
légende, l'histoire du merveilleux, les élucubrations théologo-métaphysiques sont loin d'avoir vu
leur dernier jour; si l'empire des nations leur
est subordonné, l'instruction des masses n'étant
pas assez avancée pour qu'elles comprennent que
leurs destinées leur appartiennent, que tout doit
se faire par elles et pour elles, il ne peut et il ne
doit pas en être ainsi en médecine. Le corps médical est assez instruit pour briser avec les notions
absolues et s'éclairer des découvertes biologiques.
Faire l'étude de l'anthropologie sans l'appliquer à

la médecine, ce n'est pas le fait d'un homme raisonnable, mais faire de la science pour la science,
de la pure stérilité. Il est du devoir du médecin
d'abandonner le système médical restreint, étri-
qué des organiciens, conduisant à un empirisme
des plus funestes ; de laisser de côté les hypothèses théologo-métaphysiques momifiant la médecine ; de fonder l'art médical sur la connaissance
préalable de la nature humaine.

En nous reportant aux phénomènes physiologiques, il est facile de voir sur quelles assises
doit reposer la médecine. L'être organisé est dans
un état de composition et de décomposition in-
cessant, d'assimilation et de ségrégation continu.
L'appareil digestif prépare les matériaux nécessaires à l'existence ; l'appareil pulmonaire les utilise au moyen de l'oxygène, pour les substituer à
ceux que ce même métalloïde a rendus impropres
à la vie. De cette double propriété assimilatrice et
désassimilatrice résultent les échanges organiques.
Le sang est le réservoir commun où l'économie
puise et déverse les matériaux propres ou inutiles
à l'organisme. Ensemble de découvertes admirables
que l'illustre Blainville a caractérisées par cette
phrase laconique, mais profondément philosophique : « La nutrition, c'est la vie ; » définition bien

antique, exprimée déjà par Aristote, et avant lui par Hippocrate. Cette nutrition, propriété de l'être vivant de s'approprier sans cesse des principes immédiats nouveaux, d'en élaborer qui lui ont servi, avait été pressentie par la plupart des philosophes grecs et romains, surtout par l'école atomistique, si décriée, si calomniée partout et toujours, parce que ses principes sapent les fondements de la superstition ; mais, faute de données chimiques, elle était restée lettre close jusqu'au siècle actuel. Aujourd'hui nous connaissons la composition élémentaire dont sont formés les principes immédiats de la matière alibile ; la manière dont l'organisme emploie les substances réparatrices ; le mode de dissolution, d'absorption, d'assimilation, d'élimination des substances utiles ou impropres à la sustentation, à la régénération de notre être ; nous savons comment la chair se forme, se développe, se renouvelle à l'aide de simples éléments inorganiques invariablement les mêmes. Par la pensée, le médecin voit fonctionner les rouages de son corps et assiste en quelque sorte à la transformation de l'azote, du carbone, de l'hydrogène, de l'oxygène, du chlore, du phosphore, du calcium, du sodium, etc., en chair, en os, etc. La méthode expérimentale est venue confirmer, sanc-

tionner les paroles de Sanctorius : « La chair vivante diffère de la chair morte en ce qu'elle se
renouvelle sans cesse. »

Tout dans la nature a son contraire qui nous
fait différencier les choses, apprécier les hommes
et les évènements. Hippocrate le comprenait bien,
lorsqu'il traçait ces lignes si judicieuses que
nos médecins théologues, sophistes, empiriques
devraient peser : « Que serait la mort sans la
vie, la vie sans la mort! » Ce qu'elles seraient?
Ni l'une ni l'autre n'auraient eu leur raison d'être
sans l'organisme. Elles n'auraient pas plus existé
que n'existent les couleurs pour un aveugle de naissance, les sons pour un sourd-muet. Supprimez
l'ouïe, la vue, vous supprimez les sons et les
couleurs. De même, pour donner lieu à la vie et
par suite à la mort, il fallait une métamorphose
des principes immédiats inorganiques en substances organisées, il fallait un être qui représentât
cette mutation successive, cette transformation
passagère : un corps, un organisme. Les théologues ont eux-mêmes compris que les contraires
étaient nécessaires dans la vie d'outre-tombe. Ils
ont opposé l'enfer au paradis, les élus aux damnés;
ils ont transporté les scènes d'ici-bas dans l'existence future.

Si la vie a pour contraire la mort, la santé doit avoir pour contraire la maladie. La maladie doit être à la santé ce qu'est la mort à la vie. Ceci est si rationnel, si simple à concevoir, que sa simplicité pourrait seule le faire contester, et l'ontologisme intervenant le faire rejeter. Eh bien! qu'est la santé? un accord parfait entre les phénomènes assimilateurs et désassimilateurs. Tant que la vie ou mieux la nutrition s'accomplit régulièrement, tant que les actes des organes créateurs et destructeurs s'harmonisent, la santé n'est point troublée. Malheureusement il arrive bien des fois que cette harmonie des actes assimilateurs et désassimilateurs, cette régularité de la corruption d'une matière essentiellement corruptible, dirait Stahl, est brisée; rupture émanant, non pas d'êtres fictifs gouvernant, régissant rationnellement ou automatiquement l'économie, mais de causes naturelles partant de l'homme et des milieux, causes morbides grandissant graduellement à mesure qu'on s'élève dans la série des êtres organisés. Sans avoir recours à tous ces êtres imaginaires, à tous ces prétendants immatériels, dont la théologie et la métaphysique ont doté l'organisme, nous montrerons, en traitant de l'étiologie, que la maladie incombe d'autant plus fréquemment aux

êtres vivants, qu'ils ont un organisme plus per-
fectionné, qu'ils sont dans la nécessité de s'approprier davantage les agents extérieurs pour maintenir leur existence.

Cette manière d'envisager la maladie, de la
faire consister dans un trouble pathologique général de la vie, n'est point imaginaire. Loin de
reposer sur des notions fictives, elle se fonde sur
la réalité même. Elle part de l'anatomie qui nous
fait connaître la structure des organes propres à
l'accomplissement des fonctions assimilatrices et
désassimilatrices ; elle s'étaye sur la physiologie
qui nous initie aux phénomènes de ces organes ;
en un mot, elle repose sur la vie elle-même, la
nutrition, saisie non pas à un point de vue ontologique, mais purement scientifique.

En considérant la maladie comme une rupture
d'équilibre entre les phénomènes assimilateurs et
désassimilateurs qui constituent la vie ; en l'envisageant comme une perturbation générale jetée
dans les actes de la nutrition, nous élaguons du
même coup et ces systèmes nébuleux issus de la
théologie et de la métaphysique, de ce spiritisme
autoritaire qui substitue aux organes des fétiches,
et cette doctrine restreinte des organiciens qui,
tout en tenant compte de la science anthropolo-

gique, la scinde, la mutile. Nous prenons en considération les phénomènes généraux, premiers,
fondamentaux de notre économie, et non, comme
cela se passe trop de nos jours, de simples manifestations locales, symptomatiques et cadavériques; manifestations très-utiles à connaître, mais
qui, appréciées à un point de vue analytique, ne
pourraient conduire à un traitement rationnel, et
feraient oublier que dans notre merveilleux organisme tout s'enchaîne, se solidarise par le fait de
la nutrition.

Que l'alimentation de l'homme ne soit appro-
priée ni à son âge, ni à son tempérament, ni au
climat qu'il habite, ni à sa profession, la nutrition
n'ayant pas assez ou ayant trop de matériaux à
élaborer, un désordre plus ou moins considérable
sera jeté dans l'organisme. Le sang, fleuve humain destiné à charrier les matériaux qu'y déverse l'organisme après s'en être servi, et ceux
dont il a besoin et qu'il lui emprunte, devient
pauvre ou trop riche. Si l'on n'avait alors égard
qu'aux symptômes, aux manifestations locales; si
l'on ne considérait que le plus ou le moins de fibrine, de globules, d'albumine contenus dans le
sang; si l'on ne tenait compte que des bruits de
souffle du cœur, des carotides, on prescrirait des

agents thérapeutiques qui le plus souvent mas-
quent la maladie, mais ne la guérissent pas ; car
ce qu'il faudrait, c'est non point une thérapeutique locale, basée sur des symptômes locaux, sur
des indications analytiques, mais un traitement,
une médication générale, s'adressant à tout l'organisme, embrassant la nature humaine, non pas
seulement dans le présent, mais surtout dans le
passé.

Un homme est atteint de glycosurie. Si le médecin ne prend en considération, pour sa règle
d'agir, que la quantité plus ou moins considérable
d'eau et de sucre rejetée dans les vingt-quatre
heures, il supprimera les féculents, proscrira les
boissons aqueuses, recommandera un régime fortement azoté. Alors la sécrétion urinaire dimi-
nuera, la glycose sera moins abondante ; cette di-
minution sera considérée comme une amélioration. Il n'en est rien ; ce qui le prouve sans con-
teste, ce qui l'établit d'une manière irréfragable,
c'est que, la cause persistant, la maladie continue
sa marche fatale. Au contraire, si le médecin ne se
laisse pas guider par quelques symptômes locaux,
s'il ne puise pas sa règle d'agir dans le plus ou
le moins de sucre et d'urine rejetés, s'il envisage
ces manifestations pathologiques comme le résul-

tat d'une perturbation générale jetée dans la nutrition, il entreprendra un traitement rationnel ;
il s'adressera à l'organisme tout entier, à la nature humaine, surtout dans son passé. Il perce-
vra que la glycosurie a sa source dans la misère,
le plus souvent dans l'imprévoyance : dans la misère qui a privé l'homme des agents nécessaires à
la sustentation de son organisme ; dans l'imprévoyance qui l'empêche de les utiliser convenablement.

Ce que nous avançons est si vrai, qu'il n'est pas
un chlorotique, un diabétique fortuné qu'on n'envoie aux eaux ; et ces sources minérales tant van-
tées, tant préconisées, que font-elles par elles-
mêmes ? La plupart presque rien ; seulement en
s'y rendant, le souffreteux change son genre d'existence ; il place son organisme dans des conditions
propices à la régénération de son économie ; il a
d'autres habitudes, il va, vient, se promène, fait
de l'exercice. Sous l'influence d'un air pur, de la
lumière, il renouvelle d'une manière énergique
son organisme, ce qu'il ne pouvait faire dans des
appartements richement meublés, mais peu spa-
cieux, peu aérés, mal éclairés. Quant à ces humbles travailleurs qui se sustentent trop souvent
de leur chair, à défaut d'une alimentation suffi-

sante, qui empruntent à leur corps le pain de
chaque jour, à tous ces diabétiques, chlorotiques,
scrofuleux, phthisiques indigents, si dignes d'intérêt, pas de sources minérales, pas de voyages,
de distractions, pas de soleil; mais des huiles de
foie de morue, des préparations iodées, ferrugi-
neuses; et à la place d'Aix, de Spa, de Vichy,
les hospices. C'est surtout dans ces asiles de la
souffrance, où l'on peut juger des tristes fruits
produits par une médecine qui ne repose point
sur une interprétation positive, scientifique, donnée à la vie. A de malheureux chlorotiques,
phthisiques brisés par la misère, qui auraient
besoin de simples moyens hygiéniques, d'un air
souvent renouvelé, d'une riche alimentation, ap-
propriée à leur état morbide, de la lumière, on
administre drogues sur drogues, et ces agents
pharmaceutiques, loin d'amener des résultats fa-
vorables, hâtent promptement la marche funeste
de ces maladies. Donner des substances très-riches
en hydrates de carbone à un phthisique, autant
vaudrait obliger un cheval poussif à faire des
courses longues et rapides, autant vaudrait en-
combrer un poêle de combustibles, et avoir l'é-
trange prétention de les voir se consumer, après
avoir obstrué les tuyaux de ce poêle. Aussi qu'ar-

rive-t-il? Ne pouvant être utilisés, ces remèdes empiriques agissent sur l'organisme comme de véritables corps étrangers, des matières terreuses introduites dans l'économie. Ils provoquent des dyspepsies, des diarrhées qui hâtent la fin des maladies. Aussi les hôpitaux, aucun médecin ne saurait le contester sérieusement, sont le tombeau des maladies chroniques. Que celui qui en est affecté ait la résignation de rester dans son chez soi, si pauvre qu'il soit. Il aura d'abord la douce consolation de n'être pas séparé des siens, puis il pourra prolonger quelque temps sa fragile existence.

Si la maladie est un trouble général de la nutrition, se traduisant par des désordres pathologiques dans toute l'économie, ce trouble, cette rupture de l'harmonie des échanges effectués entre l'être organisé et les milieux peut porter plus spécialement sur l'un des deux actes de la double propriété d'assimilation et de désassimilation. Si les organes créateurs de la matière organisée sont puissants, si ceux de la dépense agissent faiblement; si les sécrétions sont ralenties et ne sont pas activées pour donner issue au trop plein de vie, l'économie se brise le plus ordinairement à la suite de maladies promptes, aiguës. Au con-

traire, si les organes de la dépense fonctionnent
énergiquement, si la création organique ne leur
fournit pas des matériaux propres à la rénovation, à la régénération de l'économie, l'existence
s'éteint insensiblement, d'une manière chronique.
De là des maladies bien différentes : les unes ayant
leur source dans la dépense organique qui l'em-
porte sur l'assimilation, dans l'activité de l'appareil pulmonaire qui prédomine sur l'activité de
l'estomac ; les autres puisant leur origine dans la
création, dans l'appareil digestif qui élabore plus
de matériaux que ne peut en utiliser la dépense.

Ces deux espèces de maladie provenant, l'une
d'un excès, l'autre d'une faiblesse de la nutrition,
n'éclatent pas le plus souvent d'une manière
brusque, mais se produisent lentement, à la longue. Ce n'est que dans des cas rares où elles font
irruption d'une manière soudaine. Il faut alors
une cause perturbatrice énergique et fortuite : un
poison, un virus, un venin, etc. Presque toujours
entre l'état de santé et de maladie, entre l'état
hygide et pathologique, il existe un état intermédiaire.

Cet état intermédiaire, cette préparation lente,
graduelle, insensible à l'invasion de la maladie
n'avait pas échappé au père de la médecine : « Les

maladies n'éclatent pas soudainement, mais s'a-
massent peu à peu » (HIPPOCRATE). Stahl répète
la même pensée, mais sous une forme populaire :
« Tant va la cruche à l'eau, qu'elle finit par se
casser. » Tout ceci est très-vrai. Chaque jour
le médecin est à même de le vérifier. Que de
maladies seraient prévenues, si une entrave était
apportée aux causes morbides ! Voyez cet homme
dont l'alimentation est insuffisante pour son âge,
son travail, qui ne jouit ni d'un air pur, ni de
la lumière, dont l'existence est une longue suite
de privations, soyez persuadés qu'il amasse une
maladie chronique, portant le plus souvent sur
les organes de la dépense, sur l'appareil pulmonaire surtout. S'il n'en est pas la première victime,
ses enfants supporteront les fruits de sa misère ;
ils seront phthisiques. Remarquez ces êtres à vie
sédentaire, qui boivent, mangent sans dépenser organiquement, qui assimilent au-delà de la désassimilation, soyez convaincus qu'ils se procurent,
tout en croyant bien se porter, une maladie de
richesse, de création qui leur permettra rarement
d'atteindre à la vieillesse.

Indépendamment de la maladie produite par
un trouble général de la nutrition tout entière,
trouble provenant soit d'un excès de ségrégation,

soit d'un excès d'assimilation, il existe de simples
états morbides, de pures affections locales. De
même qu'un dérangement peut être apporté dans
un des ressorts d'une machine, de même un désordre peut tenir non pas à l'ensemble de l'économie,
mais à une partie de l'organisme ; mais si une
machine ne tarde pas à subir les conséquences
funestes d'un simple dérangement, par le fait de
l'étroite solidarité de ses appareils, notre corps
est encore plus à même de ressentir l'influence
perturbatrice d'une lésion locale. Brûlures, frac-
tures, luxations, entorses, tumeurs, etc., tant que
ces affections sont peu graves et peu prolongées, la
constitution n'en souffre pas. Avec une plaie, une
brûlure, un lipôme, un anévrysme, etc., la vie
végétative n'est le plus souvent point troublée,
l'harmonie des fonctions nutritives s'accomplit
dans son ensemble ; seulement si ces lésions locales se prolongent, si elles acquièrent assez de
gravité pour troubler la nutrition, la végétalité,
l'affection devient générale, se transforme en maladie. Admirable corrélation montrant combien la
chirurgie est liée à la médecine, des deux arts
n'en faisant qu'un seul ; solidarité trop souvent
méconnue. De là ces distinctions banales de médecins et de chirurgiens, fondées sur les bases

les plus étroites; distinctions qui ont existé dans des siècles d'ignorance, mais qui s'effaceront peu à peu avec le progrès de la science. Aujourd'hui, on coupe moins, on incise moins; le bistouri voit son règne finir. Les âges s'éloignent où les chirurgiens auraient dû faire graver à l'entrée des hôpitaux ces paroles du Dante : « O vous qui entrez ici, laissez toute espérance. » Le temps de la chirurgie sanglante des Lisfranc et des Dupuytren est passé. Pour les ignorants, il existe encore des *majors*, des sabreurs médicaux; pour l'homme instruit, il n'existe que des médecins.

Cette définition de la maladie est bien antique; elle remonte aux premiers âges de la philosophie grecque.

« Soit que l'on admette avec Anaxagore, dit Galien, que le corps soit composé de parties similaires, soit qu'on le suppose constitué par le chaud, le froid, le sec et l'humide, comme l'ont pensé Chrysippe et tous les stoïciens, et avant eux Aristote et Théophraste, et avant eux Platon et Hippocrate, la symétrie des éléments constitue la santé. En lisant les écrits d'Aristote et de Théophraste, on les prendrait pour des traités sur la physiologie d'Hippocrate. C'est toujours le sec, le froid, le chaud et l'humide qui sont agents et patients. Tout cela a été dit par Hippocrate, puis répété par Aristote. » (Galien.)

M. Littré, qui rapporte ce passage des écrits du célèbre médecin de Pergame, ajoute : « Ces opinions ne sont pas fondées en fait ; elles ne dérivent pas d'une observation rigoureuse des phénomènes ; mais elles ont leur origine dans une sorte d'intuition qui manque rarement de profondeur. »

Certainement ces aperçus n'étaient pas fondés en fait ; ce n'était qu'un programme grandiose posé par la raison, et assez vaste pour ne pouvoir être sanctionné que deux mille ans plus tard. Froid, sec, chaud, humide, etc., étaient pour les penseurs antiques ce que sont pour nous l'hydrogène, l'oxigène, l'azote, le carbone, etc. Dans la transmutation des éléments résidait la vie ; dans l'équilibre des qualités élémentaires reposait la santé. Seulement, eux n'ont vu que l'écorce de l'organisme dont la partie constitutive et les phénomènes nous ont été révélés par les sciences inorganiques qui, en nous dévoilant les lois du monde, nous ont initiés à celles de la vie.

Depuis l'antiquité, la définition de la maladie a fixé l'attention des médecins ; car étiologie, pathologie, thérapeutique sont étroitement liées à l'in-

terprétation donnée à l'existence. Ce qui prouve
trop que la médecine tout entière est subordonnée à cette interprétation, ce sont les discussions
qui s'élèvent, chaque année, au sein de l'Académie de la rue des Sts-Pères ; discussions surgissant inopinément au sujet des questions les plus
secondaires, ne tardant pas à se généraliser, à
embrasser les plus hauts problèmes et à faire
éclore des professions de foi médicales qui peuvent paraître étranges à l'homme irréfléchi, mais
qui n'en sont pas moins très-naturelles. Involon-
tairement l'esprit du médecin est forcé de se replier sur lui-même pour se demander ce qu'est la
vie, la mort, la santé, la maladie. Ces idées capi-
tales, dont la solution exerce tant d'influence sur
les progrès de la civilisation, ont préoccupé dans
tous les âges l'intelligence. Malheureusement si
ces problèmes sont vieux comme le monde, si ces
idées sont un attribut de notre nature, ils ont dû
subir et ont subi toutes les fluctuations, toutes
les vicissitudes traversées par l'âme humaine dans
le long cours des âges historiques.

« *Primùm dicere oportet quid morbum appellamus. Secundo loco quot sint universi, primi et
simplices morbi.* » (GALIEN.)

Oui, avant de traiter de la pathologie, de l'étiologie, de la thérapeutique, de la nosologie, il faut savoir ce qu'on entend par maladie. Mais s'il est nécessaire de savoir ce qu'on appelle maladie, il est plus nécessaire, plus indispensable encore d'avoir une idée, une conception de la vie; car de l'interprétation de l'existence découle forcément la définition de la maladie.

Hier, en relisant les débats académiques au sujet du traitement de la variole, nous avons pu voir que la définition de la maladie reposait essentiellement sur la conception de la vie; que si cette définition variait tant, était des plus contradictoires, cela tenait uniquement à la manière d'envisager l'existence.

M. Piorry ouvre la discussion. Pour lui, la cause de la vie est l'âme, qui, sous l'influence divine, construit l'organisme; mais une fois l'économie créée, le psychâtome, semblable aux dieux d'Épicure, ne participe en rien aux actes physiologiques. La vie n'est pas une, mais réside dans chaque organe. Point d'unité vitale, partant point d'unité morbide, point de maladie générale, mais autant de vies que d'organes, autant d'organes que de maladies.

Succède M. Bousquet. Autre personnage, autre drapeau. Si le premier étendard médical arboré

représentait l'existence comme une vaste fédération d'états indépendants, se gouvernant eux-
mêmes, le second offre une centralisation parfaite, mais soumise au pouvoir d'un prétendant
mystérieux. M. Bousquet commence avec raison à
s'élever contre les idées spiritualistes de M. Piorry. Il ne comprend pas, et nous aussi ne le comprenons pas, qu'un psychâtome, une âme, cons-
truise l'organisme, fabrique des principes immédiats, des tissus, des organes, et ne participe en rien
aux phénomènes physiologiques. Pour M. Bousquet, la vie n'est pas mutilée, elle ne représente
pas une fédération; elle est une, et son unitéisme
repose sur une force. Aussi est-il facile de prévoir
la définition de la maladie, d'après cet honorable
académicien.

« M. Piorry ne voit que des organes. Médica-
lement, je le crois. Mais je crois aussi que les organes sont pénétrés d'une force qui les fait vivants.
Or, sauf les lésions mécaniques, c'est en tant que
vivants qu'ils sont malades. De sorte que toute
maladie commence par la cause même de la vie.
Ce sera, si l'on veut, l'organisation elle-même dans
ce qu'elle a de plus fin, de plus délié, de plus mystérieux. »

M. Parchappe partage l'opinion de M. Bous-

quet. « La question doctrinale étant ramenée à
ses véritables termes, de quel côté se trouvent la
véritable conception de la maladie, et partant,
les véritables principes de la pathologie au double
point de vue de la théorie et de la pratique? du
côté du vitalisme. »

Tout ceci est très-bien dit, très-bien exprimé.
Vous avez raison d'attaquer le psychâtome de
M. Piorry, de ne pas comprendre une âme forma-
trice de l'organisme, et qui n'en serait pas con-
servatrice. Vous rejetez cet organicisme qui sup-
prime la vie et fait dépendre la maladie d'une
simple lésion. Mais, à notre tour, nous vous demanderons : qu'est cet être fin, délié, mystérieux
auquel vous rattachez la vie, et par suite la maladie? Fin, délié, mystérieux sont de tristes attributs. La maladie, oui ou non, comme la santé,
a-t-elle pour cause un être immatériel, spirituel?
Plante, animal, homme la possèdent-ils au même
degré? D'où vient-il cet être fin, délié, mystérieux ; où va-t-il? Permettez-nous de vous le
dire : les spirites sont plus précis que vous. Ils
auraient résolu ces questions, comme ils en ont
résolu bien d'autres. M. Bousquet a ri du psychâtome de M. Piorry; nous, nous ne rions pas de
son être fin, délié, mystérieux, principe des ma-

ladies, nous en sommes profondément peinés pour l'art médical.

A ces académiciens succède M. Bouillaud. C'est un drapeau que nous connaissons de longue date; c'est le drapeau, le pire de tous, celui de l'éclectisme. Barthez, Bichat, Broussais, Morgagni, il y a moyen de tout concilier. Forces vitales, propriétés vitales, âme, animisme, vitalisme, organicisme, il y a du bon et du mauvais; le tout est de savoir en faire l'amalgame.

M. Bouillaud s'est longuement exprimé, mais en définitive qu'a-t-il dit, qu'a-t-il résumé? Lorsqu'il s'agissait de questions médicales, était-ce bien le cas de nous parler de l'homme du 18 brumaire, de le faire intervenir dans une discussion pathologique? Tout ceci n'est pas sérieux. M. Bouillaud, laissez-nous avec vos anecdotes bonapartistes; donnez-nous une définition précise de la vie et de la maladie. Si vous ne le pouvez pas, retournez-vous vers l'étude des bruits de souffle, de râpe, de piaulement, de diable.

Après M. Bouillaud, M. Gerdy est monté à la tribune. Qu'est la maladie pour cet académicien? « Toutes les définitions imaginables en ont été données. La maladie est un état, une manière d'être pénible et même dangereuse; son caractère

13

essentiel est le danger. La lésion matérielle ne suffit pas, puisqu'il en existe sans qu'il y ait danger. »

Franchement, est-ce une définition sérieuse?
La maladie est un état pénible, même dangereux.
Sur quoi porte ce danger, cet état pénible? Est-ce
sur un état pathologique général de l'organisme,
ou sur le désordre jeté dans les actes de l'âme, du
principe vital? Voilà autant de questions qu'il fallait aborder et résoudre. « La lésion matérielle ne
suffit pas, puisqu'il en existe sans qu'il y ait danger. » Sans doute, il existe nombre de lésions matérielles, sans que l'organisme ait aucun danger à
courir; mais si ce danger existe, d'où part-il? Encore un coup, c'est sur cette question capitale qu'il
fallait s'expliquer. Si M. Gerdy avait eu une conception arrêtée sur la vie, il ne se serait pas tenu
dans des termes vagues qui n'expliquent rien; il
aurait compris qu'il fallait une fois pour toutes
trancher le nœud médical, se proclamer pour telle
ou telle doctrine anthropologique. Comme M. Bouillaud, M. Gerdy était de l'école médicale éclec-
tique; il aurait voulu concilier Paris et Montpellier. Il y est parvenu pour les personnes, en
provoquant la fameuse poignée de mains de MM.
Piorry et Bousquet, qui a vécu ce que vivent les
roses. Quant aux principes, c'était autre chose.

Au sujet de cette discussion académique, M. Louis Peisse écrit : « Kant dit que les jurisconsultes cherchent encore une définition de l'objet de leur science, le droit. Les médecins sont, à ce qu'il paraît, dans le même cas. » (*Gazette médicale*, année 1855).

Ceci est inexact, radicalement faux. La définition du droit, comme celle de la maladie, de l'art politique, de la morale, en un mot, de tout ce qui touche à la sociabilité, est aussi vieille que le monde. Seulement, si ces définitions ont varié et varieront, c'est qu'elles ont porté et porteront malheureusement encore l'empreinte, le cachet des notions des théologiens et des métaphysiciens ; mais elles n'en existent pas moins.

Demandez ce qu'est le droit aux suppôts de la tyrannie, à ces hommes du droit divin qui faisaient fusiller par des tudesques de nobles patriotes italiens à Ferrare et à Bologne ; aux Mérode, aux Antonelli, qui se servent de troupes mercenaires pour opprimer le peuple romain ; demandez ce qu'est le droit aux Mourrawieff, aux de Berg ; demandez-le à Isabelle-Patrocinio, qui envoie aux galères de malheureux protestants ; à François d'Autriche et à son digne frère Maximilien. Demandez aux sophistes de notre époque la défini-

tion du droit, de la liberté, de la justice. Mon
Dieu! ils nous l'ont mille fois donnée, et nous
la donneraient encore. Qui ne se souvient de la
fameuse définition de la liberté par Proudhon, et
des discussions brillantes sur le droit entre MM.
Girardin et Lourdoueix.

Comment! la définition de la maladie est à
trouver, lorsque MM. Boyer, Piorry, Bousquet,
Parchappe, Gerdy vous la donnent. Dites que
ces définitions sont fausses, qu'elles reposent sur
la théologie et la métaphysique, nous vous comprendrons et vous approuverons; mais n'écrivez
pas que la conception de la maladie, comme celle
du droit, est à trouver. La définition de la maladie a précédé Hippocrate.

« *Primùm oportet dicere quid morbum appellamus.* » Galien aurait mieux fait d'écrire : *Primùm
dicere quid vitam appellamus,* car la définition de
l'état morbide a découlé toujours de l'interprétation donnée à l'existence. Qu'est-il nécessaire de
se replier sur les âges écoulés pour le constater?
Les débats académiques, qu'ils surgissent au sujet
du cancer, des exutoires, de la variole, du perchlorure de fer sont là pour le prouver. Qu'un
académicien monte à la tribune, qu'il soit animiste, vitaliste, organicien, on sait de suite d'où

il part, où il va; on devine sa doctrine médicale tout entière, ses déductions étiologiques, pathologiques, thérapeutiques.

La vraie définition de la maladie, nous le répétons, repose sur un trouble général de la nature humaine, sur un état morbide, pathologique portant sur l'ensemble de l'organisme considéré non pas localement, isolément, mais dans ses rapports avec les modificateurs extérieurs. On connaît aujourd'hui ce qu'est cette nature humaine, pressentie par le génie antique, dévoilée par la science moderne; on sait que la vie consiste dans une double propriété assimilatrice et désassimilatrice; que de l'harmonie des échanges effectués entre l'organisme et les milieux résulte la santé, de leur trouble la maladie, de leur existence la vie, de leur anéantissement la mort. Pourquoi se roidir contre des faits si simples, si réels, si élémentaires? Pourquoi ne pas se rendre à l'évidence et se jeter dans des chimères qui ont pu avoir leur raison d'être, lorsque le savoir était à peine éclos? Serait-ce, comme le dit la *Gazette médicale*, qu'on aurait honte de se dire matérialiste à notre époque? Si M. Piorry, à qui les paroles du docteur Félix Jacquot s'adressaient plus particulièrement, était matérialiste, il l'aurait avoué certainement,

nous osons l'espérer, sans crainte de se compromettre aux yeux de la gent théocratique.

On aurait honte de se déclarer matérialiste
après le siècle de Diderot et de Voltaire! Eh!
pourquoi? a-t-on honte de se déclarer aujourd'hui
luthérien, calviniste, gallican, déiste? Non; tout
homme intelligent et libéral respecte et doit respecter les convictions religieuses de chacun; il
veut qu'on puisse professer librement le culte de
sa déité; il pourra combattre les notions théologiques, il respectera toujours les personnes. Et
nous, matérialistes, faisant le bien dans la mesure de nos forces, gagnant péniblement notre
existence, vivant humblement, honnêtement de
notre travail, nous ne jouirions pas du même
privilège? Nous rougirions d'exprimer nos convictions sur l'organisation humaine, sur la vie et
la mort, la santé et la maladie, crainte de nous
attirer la haine et le mépris de certaines âmes.
Ah! vénérables frères, qui voudriez nous sauver
de la damnation éternelle et nous voir faire notre salut d'outre-tombe, nous vous remercions
sincèrement de votre délicate attention. Seulement, mettez dans vos procédés un peu plus de
charité, et soyez persuadés que, tout en étant
matérialistes, nous sommes d'honnêtes et labo-

rieux citoyens. D'ailleurs, si l'on pouvait hésiter par respect humain à ne pas s'avouer matérialistes, certes ce ne devrait pas être dans ces tristes jours où des mœurs efféminées, un luxe effréné nous reportent aux siècles de Rome impériale. Le seul, le vrai et unique motif de ne point adhérer à la définition de la vie et de la mort, de la santé et de la maladie, comprises à un point de vue purement anatomique et physiologique, de préférer des facultés occultes à la science, la psychologie à la physiologie, c'est le chagrin, le déchirement intérieur de briser avec ces douces illusions qui nous font revivre au-delà du tombeau avec ceux que nous avons perdus, l'espérance de poursuivre sans fin une individualité qui a commencé. Sans ces illusions, il y a longtemps que les médecins seraient tombés d'accord sur la conception positive de la vie et de la mort, de la santé et de la maladie; il y a longtemps que la plus grande harmonie, l'accord le plus parfait règnerait au sein du corps médical.

Le nombre des définitions actuelles données à la maladie est infini, aussi infini que celui des définitions données à la vie. Nous avons vu MM. Piorry, Bouillaud, Bousquet, Parchappe, etc., monter successivement à la tribune de la rue des

Sts-Pères, et donner chacun la leur. Autant d'académiciens, autant de conceptions différentes de la
maladie. Pour peu qu'on veuille réfléchir, il est
facile de les réduire à trois définitions principales,
définitions qui ont effacé toutes les autres, non-
seulement par le nombre de leurs adhérents, mais
plus encore par les principes dont elles découlent.
On peut aller plus loin, et avancer qu'en dehors
d'elles les autres n'en sont que des ramifications,
et offrent en médecine ce que tant de sectes dissidentes représentent en politique.

Dans la doctrine animique, le roi règne et gouverne despotiquement soit à l'état physiologique,
soit à l'état pathologique. Pas de facultés intermédiaires, d'en soi, d'absolus, de marmitons, de
princeps coquorum. Tout se fait autocratiquement,
tout s'accomplit césariennement dans l'organisme.
Le gouverné, c'est une vile matière, un vil corps,
dirait le catholique; un pot-au-feu, répéterait,
après M. Dolfus, l'honorable M. Trousseau; un
mélange inerte, passif, essentiellement corruptible, préservé d'une putréfaction immanente par
un être immatériel, par l'âme, maîtresse souve-
raine des fonctions végétatives, animales et intellectuelles.

Dès le principe, Stahl avait pensé à doter l'or-

ganisme d'un ministre. Il lui avait répugné de
mettre en contact une substance divine, incorrup-
tible, avec un agrégat dont le caractère essentiel
est la corruptibilité. L'une si haut! l'autre si bas!
n'était-ce pas compromettre la majesté animique
qu'un tel contact? Aussi, avait-il supposé d'abord
une faculté motrice, un marmiton ontologique
chargé de présider à la circulation, à l'assimilation, à la désassimilation, aux sécrétions. Véritable automate, ce ministre irresponsable recevait
des ordres de l'âme, ordres qu'il accomplissait à
la façon des jésuites s'inclinant humblement devant les ordres partis de l'Ile sonnante, et les exé-
cutant pour la plus grande gloire de Dieu et de
leurs intérêts, bien entendu. Mais le professeur
de Halle a vite compris que son ministre moteur,
immatériel et non spirituel, était tout-à-fait inu-
tile, et même nuisible à sa doctrine médicale.
Aussi, l'a-t-il supprimé, et avec raison. A quoi
servent, en effet, ces nullités qui, semblables à des
marionnettes, agissent automatiquement, comme
des bébés parlant, d'après la volonté absolue d'un
maître?

« L'âme est ce principe actif qui comprend
toutes les actions grandes ou petites du corps; qui
les dirige, en accomplit l'action tout entière; non

pas une âme spéciale, mais l'âme raisonnable, la seule qui constitue l'homme et soit manifestement unie au corps. » *(Théorie médicale)*.

« L'âme n'est pas la vie du corps. Elle ne peut être dite *vivante*, mais seulement *vivifique* : œuvre de *vivification* qu'elle accomplit, non pas par une simple union avec le corps, mais par une action véritable. C'est en ce sens que doit être compris le mot de l'Ecriture : « *Homo factus est anima vivens.* »

Comme on le voit, l'âme stahlienne n'est plus cette âme spirituelle de Descartes, ce *vis conscientiâ motrix* qui pense, veut sans la matière, qui ne s'occupe point du pot-au-feu de l'organisme et laisse au corps l'administration de ses propres affaires, mais un autocrate très-occupé, ne laissant rien à faire aux organes dont l'existence ne peut s'expliquer sans un être à gouverner.

Aux objections faites à Stahl par Leibnitz et qui tendraient à établir que le professeur de Halle était matérialiste, M. Lemoine, auteur d'un excellent ouvrage sur l'animisme, répond : « Que l'âme ait besoin, pour penser avec clarté, des organes corporels, cela est déjà bien éloigné du matérialisme; qu'elle ne puisse exister sans un corps, cela peut être une opinion aventureuse ;

mais en admettant que ce soit la pensée de Stahl, ce qui est loin d'être démontré, elle ne saurait pas être tellement téméraire et si matérialiste, qu'on en trouvât l'exemple dans la philosophie de Leibnitz et peut-être même dans le dogme de la résurrection des corps. »

Pourquoi M. Lemoine émet-il un doute? la pensée de Stahl est des plus claires, des plus précises; si claire, si précise que nous sommes étonnés qu'on la discute, qu'on ne l'ait pas saisie. La doctrine médicale du professeur de Halle repose sur le *credo* de la charte théologique chrétienne. Pour lui, l'âme est un être immatériel qui préserve une vile matière d'une putréfaction incessante, qui préside à la corruption organique; une faculté occulte qui ne peut logiquement, rationnellement subsister, sans un organisme qu'elle gouverne, auquel elle commande royalement. L'âme stahlienne, comme un tyran, n'a plus sa raison d'être, du moment où le gouverné n'existe pas. Supprimez la plèbe, que devient César? une abstraction, une nullité. Supprimez l'organisme, que devient l'âme? un être déclassé, mis en disponibilité jusqu'à des temps meilleurs où elle recouvrera son pouvoir sur une matière qu'elle n'a pas pu préserver de la destruction. Aussi, nous

réserve-t-on une résurrection corporelle, et avec
elle un séjour enchanteur d'outre-tombe, où les
élus, semblables aux dieux d'Homère, boiront,
mangeront, assisteront à des festins splendides,
mais ne se marieront pas, la différence des sexes
étant supprimée, comme l'atteste l'Évangile de
S. Mathieu, dont le dire est sanctionné par la
méthode inductive et expérimentale de M. Lordat. Cette vie de délices matérielles, de jouissances corporelles ne pourra avoir lieu qu'au jugement dernier. Alors une nouvelle création *ex*
nihilo sera nécessaire; car, où trouver assez de
carbone, d'hydrogène, d'azote, de chlore, d'oxygène, etc., en un mot, de matière corruptible pour
reconstituer l'organisme de tant de morts descen-
dus dans la tombe?

Oui, Stahl était matérialiste. Son matérialisme
n'était autre que celui des sectes théologiques
sorties de l'Orient. Comme Mahomet, comme nos
christicoles, ce médecin n'a vu qu'une âme in-
séparable de la matière, un ciel matériel; l'âme
vraiment spirituelle, dont les facultés de l'enten-
dement s'exercent en dehors de l'organisme, lui
a échappé. Il n'a fait que transporter dans la
conception de la vie les notions des chartes chrétienne et islamique.

Si la vie se maintient par une corruption incessante, si la matière organisée est dans un état
permanent de désagrégation et d'agrégation sous
la direction intelligente de l'âme, qu'est la santé,
la maladie, la mort?

La santé est la corruption maintenue dans de
justes limites; la maladie, une corruption exa-
gérée par la faute de l'âme qui, par négligence,
administre mal l'organisme, régit maladroitement
la corruptibilité; car, si ce despote psychique agit
la plupart du temps avec la sagesse qui convient
à une substance immatérielle et spirituelle, dans
certains moments il déraisonne et administre l'organisme avec confusion, sans ordre. Pourquoi ce
potentat a-t-il des moments d'aberration? Pourquoi
ne gouverne-t-il pas toujours rationnellement?
Pourquoi se trouble-t-il et amène-t-il tant de maladies redoutables? Si c'était un despote matériel,
comme les tyrans d'ici-bas, on pourrait faire remonter leur ineptie à une foule de causes très-
explicables : à l'imbécillité des uns, à la fourberie
des autres, à la tartuferie de ceux-ci, à la cruauté
de ceux-là. Mais l'âme, une substance venue par
propagation de Dieu, se tromper, causer la maladie par son incurie, c'est une chose surprenante,
trop surprenante pour que Stahl ne nous en ait

pas donné une explication plus étonnante encore.
Eh bien! sachez-le, rhéteurs, théologues, psychologues, érudits d'après la Genèse et qui peuplez
les académies : si l'âme, à laquelle la sagesse divine a donné le pouvoir de sécréter, d'excréter la
matière corrompue d'un organisme essentiellement corruptible, de former le corps, de le gouverner, si cette âme se trompe, la faute première
en incombe au péché originel, ou plutôt à nos
deux premiers ancêtres qui ont eu la faiblesse de
céder aux paroles astucieuses d'un serpent parlant une langue harmonieuse, probablement la
langue hébraïque. Puisque Dieu prédestinait le
peuple d'Israël à de hautes destinées, il ne pouvait moins faire que d'accorder aux reptiles un langage sémitique. Le larynx des ophidiens devait
être, il est vrai, autre que celui des reptiles d'aujourd'hui, ce qui tient sans doute à la physiologie
in fieri. Parfois on croit rêver, en assistant aux
polémiques religieuses actuelles. Si l'homme ne
reliait pas le présent au passé, s'il se tenait à la
superficie des choses, il serait des plus malheureux. Il ne saurait où reposer son esprit ; heureusement le savoir, et non la légende, l'oriente
et le guide.

Si l'âme n'accomplit pas toujours des mouvements salutaires pour conserver un organisme essentiellement corruptible; si souvent, très-souvent ce despote produit la maladie, ne la guérit pas, l'augmente par son incurie, son insouciance, que doit être la mort? le contraire de la vie : une corruption complète de l'organisme, la ruine de l'état organique abandonné à lui-même, incapable de se régir, de se gouverner. Le vrai coupable, ce n'est pas l'économie, être inerte, vile matière; c'est l'âme. C'est elle qui laisse mourir le corps, comme elle le crée, le développe, le fait vivre ; c'est à son ignorance, ou mieux à son imprudence héréditaire de la création *ex nihilo* qu'est due cette dissolution des éléments organisés.

Cette doctrine de l'absolutisme médical, cette légitimité anthropologique qui substitue à la physiologie l'ontologie, l'obscurantisme à la science, le pouvoir d'un fétiche autocrate aux propriétés organiques, cette doctrine du droit divin basée sur la Genèse, que ne contesteraient pas les visionnaires de l'antique Judée, les Abraham, les Jacob, les Ésaü, les Daniel et les Hénoch, a de nombreux partisans. Elle porte aujourd'hui le nom d'hippocratisme moderne, d'animisme vitaliste, de spiritisme. Elle a au besoin pour auxi-

liaires les évêques, les cardinaux, les pères Ventura, Lacordaire, Félix. Cette doctrine anthropologique sera le dernier asile de l'obscurantisme
médical, et ses adeptes les ennemis du progrès
en tout et partout : en religion comme en politique, en politique comme en médecine. Demandez
au premier comme au dernier ultramontain si le
corps n'est pas une vile matière corruptible gouverné par l'âme ? Aussi préféreront-ils une prière
à une médication, l'église à une école de médecine, un prêtre à un médecin. Ils ont dépos-
sédé, désensorcelé autrefois ; si ce n'étaient pas
eux, c'étaient leurs frères. Aujourd'hui que les
mécréants, les anarchistes ont tout révolutionné
et ont eu l'impiété d'abolir les bûchers, la torture, ces bons messieurs ont recours aux offrandes,
aux messes. On donne ce que l'on veut, mais plus
on peut donner, plus la guérison est certaine,
tout dépendant du Très-Haut, dont ils sont les
humbles mandataires ici-bas. Si, suivant l'expression bestiale d'un Béarnais sans savoir et sans
honneur, sauf l'honneur de sabrer et de vivre
entouré de prostituées, comme le sage Salomon,
Paris vaut bien une messe, pour nos ultramontains
et leurs adeptes une neuvaine, une offrande, un
cierge brûlé valent mieux que toute espèce de re-

mèdes. Il faut être médecin pour comprendre combien les racines de la superstition sont profondes
et nombreuses. On gémit parfois ; mais que faire
avec ces gens-là? Raisonner ! ce serait leur faire
trop d'honneur et prendre au sérieux des momeries tout au plus dignes des Beni-Israël. Discuter
leurs propositions théologo-médicales, autant vaudrait discuter en politique les élucubrations légitimistes et cléricales. Que le pape publie un
encyclique anathématisant le progrès, que des
évêques insultent la libre pensée, maudissent la
civilisation, prodiguent des épithètes injurieuses
à ceux qui ne partagent pas leurs convictions,
nous le comprenons. A chacun sa tâche dans ce
monde : aux uns de soutenir le passé, aux autres
d'affirmer l'avenir. Aux théocrates politiques,
religieux, on peut dire ce que M. Piorry répondait aux théocrates médicaux : « Qu'ils nous
laissent donc, une fois pour toutes, avec leurs
absurdités, et abandonnent au savoir le soin de
marcher. »

A côté de la doctrine théologo-métaphysique se
place par ordre chronologique la doctrine métaphysique. Elle est à la doctrine stahlienne ce
qu'est en politique le régime constitutionnel au
régime absolutiste. Comme l'animisme, elle veut

14

bien reconnaître une souveraineté spirituelle, une âme ; mais à côté elle place un autre maître, qui se chargera du pouvoir temporel, laissant simplement à l'âme le pouvoir spirituel. Aussi, est-elle mal vue de la papauté qui, tôt ou tard, rompra ouvertement avec elle.

Cette doctrine théologo-métaphysique, représentée plus particulièrement à Montpellier, admet dans l'homme, mais dans l'homme seulement, et par suite d'un don tout spécial, d'une faveur exceptionnelle de la divinité des Beni-Israël : une âme, un principe vital, des organes. Ces trois substances, l'une immatérielle et spirituelle, l'autre immatérielle et non spirituelle, la dernière matérielle, sont unies hypostatiquement et forment une seule et même personne. De prime-abord, on pourrait penser que la maladie doit porter simultanément sur l'âme le principe vital et les organes ; il n'en est rien. De même que le Père, le Fils et leur Paraclet, le Saint-Esprit, tout en constituant une seule hypostase, un seul Dieu, ont chacun, par un mystère réel, quoique étrange, des actes particuliers à accomplir ; de même le principe vital, l'âme et l'organisme, quoique unis hypostatiquement, ont des fonctions toutes spéciales. Mais si pour le catholique la Trinité divine est un mystère aussi incompréhensible que le séjour de Jonas dans la baleine, il n'en est pas de même de la trinité anthropologique. Elle est prouvée, sanctionnée par la méthode inductive, expérimentale. Stahl invoquera l'autorité de la Genèse, s'étayera sur des récits légendaires, puérils; M. Lordat s'assurera de l'autorité de Bacon. Aussi, combien la doctrine barthézienne est supérieure au stahlianisme! M. Lordat a bien raison d'avancer que l'animisme est une absurdité. Au contraire, le vitalisme est un phare immense qui ne peut éblouir et troubler que la vue des faibles d'esprit.

L'âme, dont les fonctions de l'intelligence et de la volonté s'exercent au moyen de l'organe cérébral, qui pense et veut par cet organe, qui entend par l'oreille comme elle voit par le moyen des yeux, peut-elle devenir malade? Non. « Il répugne à la raison de supposer qu'un principe immortel soit susceptible de souffrir à l'instar des choses périssables. » (QUISSAC, *Doctrine des éléments morbides,* tome Ier, p. 21.)

Vous avez tort, M. Quissac, et vous êtes en opposition formelle avec le christianisme. L'âme peut souffrir à l'instar des choses périssables, et plus encore. Vous ne devez pas ignorer que dans la vie d'outre-tombe l'âme des impies, des mé-

créants, des révolutionnaires, sera la proie de la
Géhenne. S'il en est ainsi là-haut, pourquoi n'en
serait-il pas de même ici-bas ? Vous répugne-t-il
d'admettre le feu éternel de nos Zébédées ? alors
proclamez-le.

De l'âme passons au principe vital, à ce maître-
queux, à ce *princeps coquorum* de l'organisme que
*le moraliste religieux et le savant doivent recon-
naître comme la base de la médecine.* Triste base !
les défenseurs du fétiche barthézien ne pouvant
pas même tomber d'accord sur la nature de cette
faculté occulte. Les partisans du stahlianisme
différeront sur le rôle de l'âme dans l'accomplissement des phénomènes de l'âme ; l'animisme
aura ses sectes diverses comme la théologie révélée ; mais toutes, sans exception, hippocratistes
modernes, homœopathiques, spirites, reconnaîtront que l'âme est une substance spirituelle et
immatérielle. En est-il de même au sein de l'é-
cole vitaliste, au sujet de la nature de la force
vitale ? Non.

La force vitale, munie de facultés merveilleuses
pour former, développer l'organisme, en régler à
tous les âges de la vie l'ensemble et les détails,
n'est, d'après M. Lordat, ni une cause physique,
chimique, mais une substance non spirituelle, mais

immatérielle de l'ordre vital. Ce professeur affirme
hautement que le principe vital n'est et ne peut
être ni une substance de l'ordre physique, ni une
de celles qu'on appelle agents impondérables, mais
une cause substantielle de l'ordre vital, ordre de
causes, de substances intermédiaires entre l'ordre
des causes ou des substances purement spirituelles
et matérielles auxquelles, si l'on répugne d'accorder
l'immortalité, l'on ne saurait raisonnablement refu-
ser l'immatérialité. M. Quissac, professeur actuel à
la faculté de Montpellier, fait de l'adoption du principe vital la base de la médecine; mais il est beaucoup moins affirmatif que M. Lordat sur l'essence,
la substantiabilité de ce fétiche; il doute de la
nature de cette faculté occulte; il n'ose avancer
si elle est de l'ordre vital ou de l'ordre physique.

« En quoi consiste la force vitale? Est-ce un
fluide, un impondérable comme le calorique, l'é-
lectricité? Est-ce un gaz? est-ce un liquide? Nous
n'en savons absolument rien. Tout ce que nous
savons, c'est que les phénomènes qui se produisent dans les corps vivants ne sont nullement
explicables par la physique et la chimie; c'est que
la matière est incapable d'accomplir par elle-même
les actes merveilleux qui se montrent dans tout
ce qui jouit de la vie. Nous sommes donc obligés

de conclure qu'au-dessus de la matière il y a un agent qui met en jeu, qui anime cette matière. C'est cet agent dont l'existence est mise hors de doute par ses effets que nous appelons force vitale. » (*Traité des éléments morbides*, t. I, p. 26.)

Comment ! vous ne savez pas ce qu'est la force vitale? Vous ignorez donc qu'entre les causes de l'ordre physique et de l'ordre spirituel il existe un troisième ordre de causes, les substances, les causes de l'ordre vital? Sans cela, est-ce que la doctrine du double dynamisme humain était possible, compréhensible? Ce n'est pas M. Lordat qui doutera jamais de la nature du principe vital; car en douter, c'est douter de la doctrine vitaliste, c'est la faire reposer sur des bases d'argile. Loin de là, le double dynamisme humain est fondé sur la méthode inductive, expérimentale, sur des assises aussi solides que celles de la papauté. M. Quissac ne sait pas si la force vitale est un gaz, un liquide, et il en affirme résolument l'existence ! Est-ce sérieux ? Que M. Quissac nous permette de le lui dire : ses assertions peuvent être rangées dans les contes de Perrault, mais ne sauraient être admises par des hommes positifs.

En somme, qu'importent ces divergences d'opinion sur la nature du principe vital. L'essentiel est de savoir si cette faculté occulte peut devenir malade. Certes non, répond sans hésiter l'illustre successeur de Barthez. Il répugne à la raison d'admettre qu'une cause *immatérielle* (vous entendez, M. Quissac!) puisse le devenir, car *la maladie n'est que la lésion d'une substance matérielle :* une plaie, une brûlure, une entorse, etc. Dire que le principe vital peut devenir malade, c'est avancer que cet agent est matériel, nier l'ordre vital et admettre cette proposition absurde, cartésienne, contre laquelle s'élève la philosophie inductive, expérimentale, baconienne: qu'il n'y a dans la nature qu'esprit et matière ; entre ces deux substances, il en faut une troisième d'un ordre différent, des causes ou des substances vitales.

M. Quissac est bien moins logique que M. Lordat. M. Lordat affirme que le principe vital ne peut devenir malade, par le fait même que ce n'est pas une substance matérielle. M. Quissac doute de la nature de la force vitale; il ne sait pas si cette faculté occulte est un gaz, un liquide; il garde sur son essence un scepticisme profond; puis il écrit que le principe vital ne saurait devenir malade. Cette conclusion n'est pas rationnelle,

logiquement déduite d'un principe positif, expérimentalement prouvé, sur lequel le doute n'est
plus permis. Si le principe vital est un gaz, un
liquide, et rien ne nous prouve le contraire d'a-
près le dire de M. Quissac, pourquoi la force vitale ne serait-elle pas lésée comme les parties
matérielles de l'organisme?

Si M. Quissac avait tant soit peu réfléchi à
ses assertions sur la nature du principe vital, il
aurait vu qu'elles mettaient en doute l'existence des causes de l'ordre vital, et par conséquent la doctrine du double dynamisme humain; il aurait saisi que la force vitale, étant
peut-être un gaz, un liquide, pouvait dès lors
devenir malade, puisque la maladie est la lésion
d'une substance matérielle. Quand on fait tant que
d'embrasser une doctrine médicale, comme une
opinion religieuse ou politique, ce ne sont pas
les conséquences qui doivent déterminer nos jugements, mais les principes; eux seuls doivent pré-
dominer partout. Aussi, préférerons-nous toujours
nos fougueux ultramontains et les jésuites à tous
ces néo-christicoles libéraux qui, en voulant tout
concilier, la foi et la science, le savoir et la légende, sont l'obstacle le plus puissant au progrès
et la lèpre de la démocratie.

Si le principe vital ne peut pas devenir malade par le fait de sa substance immatérielle, il est susceptible d'affectabilité. Qu'est cette affectabilité? Nous avons vu l'âme gouverner parfois l'organisme à tort et à travers; le principe vital commet les mêmes fautes. Habituellement cette âme de seconde majesté gouverne régulièrement, harmonieusement notre économie; alors la santé existe, aucun trouble général n'est jeté dans les phénomènes physiologiques. Malheureusement il arrive trop souvent que ce gouvernant biologique immatériel, mais non spirituel, administre d'une manière déplorable l'organisme. De là des actes excentriques de gérance, des phénomènes d'administration physiologique déplorables, des désordres généraux *sine materiâ* de cette royauté de deuxième classe, désordres qui pourront amener la maladie, la lésion de la plèbe organique.

Stahl a eu soin de prévenir les médecins que si l'âme régissait souvent très-mal l'organisme, il ne fallait point en faire remonter la culpabilité à cette substance spirituelle, nos deux premiers ancêtres devant seuls en supporter la responsabilité pour avoir cédé aux insinuations perfides d'un rusé serpent. Dans la doctrine barthézienne, devons-nous accuser le principe vital, lui reprocher de troubler si fréquemment la santé par ses modes excentriques d'agir? Non, le *princeps coquorum* n'est point coupable. Pour être coupable il faudrait être libre, intelligent, avoir la conscience de ses actes. Or, ce malheureux prince est un vrai idiot; cette majesté de deuxième classe est plus brute que la dernière des brutes; elle agit automatiquement jusqu'au jour où, sa gérance terminée, elle ira se confondre avec le fluide vital universel.

L'affection de ce tyranneau imbécile, son état morbide général, immatériel, sur lequel reposent les assises de la médecine d'après M. Lordat, domine les lésions matérielles, les produit le plus souvent (cancer, tubercules, etc.), les fait ce qu'elles sont, les entretient, les modifie, en amène la terminaison heureuse ou fâcheuse. Comme l'écrit M. Quissac (*Traité des éléments morbides*, tome Ier, page 47): « Il est donc bien entendu que l'affection, c'est-à-dire l'état morbide général avec ou sans fièvre, revêtant tel ou tel caractère, est ce qu'il y a de plus culminant en médecine. » Nous ajouterons après cet honorable professeur : Il est donc bien entendu que la médecine vitaliste repose tout entière sur un pantin, un fétiche, dont M. Quissac ignore lui-même la nature, sur un en soi immatériel ou matériel, car peut-être est-ce un

gaz ou un liquide ; il est donc bien certain que la
base fondamentale de la doctrine médicale de
Montpellier est une faculté occulte que les spirites, les rhéteurs peuvent admettre, mais qui n'a
pas l'ombre de bon sens et que les médecins ne
sauraient trop rejeter.

En réfléchissant à ces définitions ontologiques
d'affection et de maladie, aussi étranges qu'orgueilleusement exprimées, nous sommes profondément peinés. Comment? vous admettez sans aucune
preuve un en soi ; vous ne savez pas positivement
ce qu'est le fétiche sur lequel vous faites reposer
les assises de la médecine ; vous vous contredisez
sur la nature, la substance de cette faculté occulte, et vous attribuez à ce monarque automatique
les phénomènes physiologiques ! Vous lui accor-
dez le pouvoir de former l'être organisé, de le développer, de le faire vivre ; vous lui faites jouer
un rôle suprème dans notre économie, soit à l'état
hygide, soit à l'état pathologique ! Et pourquoi
n'aurions-nous pas des affections *sine materiâ?*
Pourquoi ces affections ne seraient-elles pas ce
qu'il y a de plus culminant en médecine? M. Lordat ne croit-il pas aux miracles, ne les discute-t-il
pas, ne les invoque-t-il pas à l'appui de son entité ?

Si un homme venait annoncer : dans telle ou telle contrée un incendie s'est produit; il a fait d'affreux ravages; c'est un agent phloxique, une cause impondérable, surnaturelle, immatérielle qui en est la cause. Chacun refuserait de croire au dire de cet homme, sauf les âmes ignorantes et crédules qui pourraient bien y voir une punition de la divinité; la justice informerait, et constaterait que la malveillance ou l'imprudence est la cause de ce sinistre. Et si un ouvrier, miné par la misère, brisé par le froid continu, privé d'une alimentation suffisante, d'un air pur, de la lumière, s'étiole phthisique sur un grabat, dans une chambre des plus étroites, cercueil de sa vie, préparatoire de celui de sa mort, vous prétendrez, vitalistes, que la source de son affection générale, de sa maladie, la cause de sa mort n'est pas dans la pénurie de la nutrition, dans un manque de matériaux nécessaires à la propriété d'assimilation et de désassimilation; vous la rattacherez non pas à l'organisme, mais à une entité, à un de ces absolus que l'imagination crée si facilement, qui servent de piédestal à l'ignorance crédule des masses, au sophisme orgueilleux des instituts et des académies! Mais avant d'expliquer la formation du cancer, des tubercules, des plaies ulcéreuses des intestins par des en soi, de faire reposer la médecine sur l'affection du principe vital, vous devriez au moins ne pas vous contredire sur la nature de ce monarque automatique.

Qu'arrive-t-il avec toutes ces allégations ontologiques, aussi vides de preuves que superbement énoncées? Les hommes les plus étrangers à l'organisation humaine qui parlent sur tout, écrivent sur tout, peuvent, à l'aide de vos entités, expliquer sans effort les phénomènes merveilleux de notre économie. Qu'ont-ils besoin d'étudier la physique, la chimie, l'anatomie, la physiologie? N'ont-ils pas les en soi? Triste âge que le nôtre, où sophistes médecins, sophistes politiques se payent de mots.

Les professeurs de l'école barthézienne ont souvent répété : « Si l'on attaque notre école, si l'on s'élève contre notre doctrine médicale, si l'on traite de galimatias nos termes d'affection et de maladie, c'est qu'on ne saisit point l'ensemble de la doctrine vitaliste. »

On vous saisit très-bien ; on sait que la vie est pour vous sous la dépendance d'un fétiche ; que la régularité des actes de cet être de l'ordre des causes vitales constitue la santé, le trouble de ses actes l'affection, un état morbide général, consti-

tutionnel. On n'ignore pas que la maladie est
une simple lésion locale. Seulement, ce qu'on vous
reproche avec raison, c'est de considérer l'organisme tout entier comme une vile plèbe, une populace gouvernée et gouvernable par un être des
plus imaginaires; c'est de substituer au savoir
l'imagination, l'idéalisme à la réalité. D'ailleurs,
avant d'accuser les personnes qui vous lisent, de
ne pas vous comprendre, vous devriez vous-mê-
mes tomber d'accord sur la nature de votre fétiche et ne pas donner lieu à ces divergences
d'opinion qui sont le cachet de toutes les notions
imaginaires.

M. Littré a bien raison d'écrire : « Entre les notions absolues et les notions relatives, ce qui est
décisif, c'est la démonstration toujours impossible
dans les premières à côté de la démonstration toujours présente dans les secondes. Ce caractère res-
pectivement propre aux notions absolues et aux
idées positives, a été signalé par Voltaire dans son
admirable conte de Micromégas. L'habitant de
Sirius et celui de Saturne demandent aux savants
qui viennent de mesurer un degré près du pôle,
quelle est la taille de Micromégas, celle de son
compagnon, la pesanteur de l'air, la distance de
la terre à la lune. La réponse ne se fait pas at-

tendre ; elle est nette, précise et ne suscite aucune
contestation. Mais quand on vient à la nature de
l'âme, alors les philosophes, si bien d'accord auparavant, sont tous d'une opinion différente. Cette
scène si vive, si ingénieuse, est la figure de la
concordance sur les questions positives, et de la
discordance sur les notions absolues. »

Aucun médecin n'oserait contester le rôle physiologique du poumon, du cœur, des artères, de
l'estomac, des reins, etc. Tous admettent sans opposition la distinction des nerfs en sensitifs et mo-
teurs. L'anatomie et la physiologie ne sauraient
rencontrer des adversaires sérieux, raisonnables
au sein des anthropologistes au niveau de la science
contemporaine. Attaquer des faits expérimentalement prouvés serait faire preuve d'impéritie. On
est obligé de s'incliner devant la réalité. En est-il
de même des notions absolues, des âmes, des principes vitaux, des forces vitales, en un mot, de tous
ces en soi indémontrables qui n'existent que dans
l'imagination des idéologues? Non. Il n'est pas
même nécessaire de mettre en contradiction les
dires des partisans de ces entités. Ceux qui pa-
tronnent la même faculté occulte ne peuvent pas
s'entendre et donnent un éclatant, mais un triste
exemple de la discordance qui règne perpétuelle-

ment au sein des notions métaphysiques. Barthez
avait douté de la nature de la force vitale, de sa
fin, de son origine ; arrive M. Lordat qui résout
expérimentalement , baconiennement ces questions ; succède M. Quissac qui doute de la nature
de cette force.

Voilà où nous sommes avec l'ontologisme médical ! Où l'un doute, l'autre affirme ; où celui-ci
affirme, celui-là garde le scepticisme. Oui, c'est
bien là le cachet indélébile de cette prétendue
science des absolus qui font la base des saintes
décrétales et que possèdent tant d'Homénaz politiques, médicaux et théologues.

Est-ce possible que l'anthropologie ait encore à
compter avec de telles frivolités ? Le jour luira où
le gouvernement ne défendra pas d'admettre de
telles rêveries, où tout médecin sera libre de les
accepter ou de les rejeter, mais où il ne salariera
pas des hommes chargés de les enseigner.

De la définition de l'affection d'après l'école
barthézienne, passons à la conception de la maladie d'après l'école organicienne, représentée plus
spécialement à Paris ; car, comme les sectes théologiques, les doctrines médicales ont leur Mecque
ou leur Rome, vers lesquelles se reportent invo-
lontairement les regards des adeptes.

Dans le stahlianisme, nous avons vu le roi régner et gouverner en maître absolu, tout dépendre de l'âme : vie et mort, santé et maladie ; nous
avons pu observer avec quel soin on excusait les
torts de cette royauté psychique du droit divin,
en faisant remonter au couple adamique la cause
première de la maladie et de la destruction de
l'organisme.

Dans la doctrine vitaliste, nous venons de constater que l'âme règne, mais ne gouverne pas ;
que tout se fait constitutionnellement par un ministre qui administre l'organisme automatiquement, sans liberté, sans responsabilité ; que la vie
et la mort, la santé et l'affection sont subordonnées à la gérance de cette faculté occulte.

Dans la doctrine médicale organicienne, le roi
ne règne ni ne gouverne. La république est pro-
clamée ; mais quelle république ! à la place des majestés anthropologiques de première et deuxième
classe, nous avons des majestés de troisième classe,
des propriétés vitales greffées sur nos tissus, indé-
pendantes d'eux, provenant d'un don tout spécial
de la divinité ; des fétiches régissant notre économie, notre vil corps non pas à un point de vue
unitaire, mais fédératif. Qu'on nous permette de
l'écrire : l'organicisme est une étrange oligarchie,

confédération biologique aussi puérile qu'une Italie
confédérée avec la princesse Robert à Parme,
Ferdinand de Toscane à Florence, François II à
Naples, un autre François à Modène, le fils de
Charles-Albert à Turin, les tudesques à Venise,
et pour couronnement le pape Mastaï à Rome.

Dans l'organicisme, la vie conçue à un point
de vue général, unitaire, n'existe pas. Chaque organe a une fonction à remplir tout-à-fait indépen-
dante de l'ensemble de l'économie. Autant de vies
que d'organes. Que peut dès lors être la maladie,
sinon la lésion de ces organes et par suite un trouble de leurs fonctions. De là des maladies innombrables. En laissant de côté l'unité de la vie, en
envisageant l'organisme comme une vaste fédération d'organes distincts, à existence particulière,
en ne prenant point en considération la solidarité
merveilleuse de notre économie, les médecins
organiciens ne se laissent plus guider que par
des symptômes locaux, des lésions cadavériques,
lésions et symptômes très-utiles à connaître, mais
qui, compris à un point de vue restreint, analytique, ne peuvent conduire qu'à une médecine
empirique. Certes, les défenseurs de l'organicisme
méritent des éloges bien grands et que personne
ne saurait leur contester sans ingratitude : ils se

sont livrés et se livrent encore aux investigations pathologiques les plus minutieuses. Comme nous n'ignorons pas l'influence heureuse qu'ont exercée sur l'avenir de la médecine les découvertes symptomatologiques et anatomo-pathologiques du siècle dernier et surtout de l'âge actuel, nous n'oserons jamais nous élever contre l'esprit d'investigation qui porte la génération médicale actuelle à se livrer aux recherches anatomo-pathologiques ; seulement, nous déplorons de voir ces recherches aboutir presque constamment à la création d'une infinité de maladies, à une division inouïe d'affections morbides, sur la présence de quelques symptômes et de quelques lésions cadavériques. Funeste mutilation qui, loin de servir au progrès de l'art médical, l'entrave, et ne sert la cause que de quelques empiriques.

Dès l'aurore de la médecine date cette déplorable manie de diviser, de subdiviser à l'infini les maladies ; d'en prendre un lambeau de l'une, un lambeau d'une autre pour en édifier une nouvelle. Dans l'antique Grèce, nous avons eu les Asclépiades. Eux aussi étaient des empiriques, des organiciens ; ils ne voyaient que des symptômes locaux, ne prenaient pas en considération l'unité vitale. Ils avaient quinze maladies du foie, douze

maladies des reins; mais jamais un tel morcellement n'a pris des proportions aussi grandes que
de nos jours. Autrefois les symptômes superficiels
suffisaient pour diviser, subdiviser les maladies;
aujourd'hui les lésions cadavériques et les symptômes profonds interviennent. Mutilation de l'unité
morbide d'après l'état symptomatologique, mutilation d'après l'état cadavérique, voilà à quoi servent tant et de si précieuses découvertes pathologiques qui, comprises à un point de vue restreint,
analytique, obscurcissent la médecine. Et ce qui
frappe l'esprit, le surprend, l'étonne, l'afflige, c'est
de voir qu'après un tel morcellement, une telle
division de maladies, on arrive presque toujours à
l'application des mêmes agents thérapeutiques`,
sauf peut-être l'emploi de quelques drogues d'une
renommée éphémère.

Dans la deuxième partie de notre travail, nous
montrerons à quelles fàcheuses déductions étiologiques, pathologiques et surtout thérapeutiques
entraîne la définition restreinte de la vie. Nous
verrons l'étiologie négligée, sacrifiée aux symptômes locaux, la pathologie scindée, mutilée, donnant lieu à des maladies sans nombre, mutilation
nous reportant bien au-delà de l'école cnidienne
si justement condamnée par Hippocrate; la thé-

rapeutique subordonnée à un empirisme puisant
sa source dans des formules pharmaceutiques aussi
nombreuses que fastidieusement énoncées, formules surgissant à chaque instant pour disparaître
bientôt avec le nom de leur inventeur. Pour le
moment, nous allons exposer les motifs qui nous
font rejeter la définition de la maladie d'après
l'école organicienne.

Un homme s'est fait une plaie à la main, ne lui
permettant pas de se servir momentanément de
cet organe, est-il malade? Est-il malade l'individu
atteint d'une cataracte, d'une conjonctivité, d'une
orchite, d'un varicocèle? Est-elle malade la personne affectée d'un lipôme, d'une loupe? Une entorse, une fracture, une luxation, etc., sont-ce
des maladies? Si ces désordres locaux consti-
tuaient des maladies, pourquoi les cors aux pieds,
les verrues, la piqûre d'une épingle ne constitue-
raient-ils pas autant de maladies? Comment! après
avoir trop travaillé, un homme ne pourra pas se
livrer à l'exercice, et il sera malade! Il sera malade parce qu'il est atteint d'une sciatique, d'un
coryza, d'une migraine, d'hémorrhoïdes, l'individu
dont les fonctions végétatives, la nutrition, s'accomplissent régulièrement! Alors dites que le mal
de dents, la tumeur et la fistule lacrymales, les

retrécissements de l'urèthre sont des maladies, car il y a là lésion d'organes et trouble fonctionnel.

Non, il ne peut, il ne doit pas en être ainsi. La maladie n'est et ne sera que du moment où l'état morbide est général, où la vie est troublée, non pas une vie fictive reposant sur une âme ou un principe vital, mais sur la nutrition, sur l'ensemble de la double propriété assimilatrice et désassimilatrice. Avant cette perturbation générale, cet état morbide, il y a simple lésion, simple affection locale, et non maladie.

Mieux que personne le médecin est à même de pouvoir observer combien est grand le nombre d'êtres qui vivent très-longtemps dans les hospices d'aliénés. Crétins, idiots, boivent, mangent, végètent comme des plantes. Sont-ils malades ces êtres dépourvus d'intelligence? Non; car si une intelligence obtuse, un trouble quelconque, mais local d'une fonction constituait une maladie, les quatre-vingt-dixièmes de l'humanité seraient malades. Que de gens bien portants boivent, mangent, végètent comme le dernier des idiots et le premier des zoophytes!

Pour bien comprendre ce qu'est la maladie et une simple lésion locale, pour juger de la différence radicale qui les sépare, prenons pour exemple

les virus. Un homme est atteint d'une blennorrhagie; aucun médecin n'oserait affirmer que cet
individu soit malade. Pourquoi? parce que l'action
morbide est localisée, parce que le désordre est
limité à la muqueuse uréthrale. En est-il de
même d'un chancre avec son triste cortège de
symptômes généraux? Non, ici il y a empoison-
nement général de la constitution; empoisonne-
ment, état morbide qui trop souvent se trans-
mettra héréditairement. Dans la blennorrhagie,
il y a bien lésion d'un organe; mais quelle différence dans la cause, les symptômes, le mode de
traitement, avec la cause, les symptômes, le traitement de la syphilis!

Des virus passons aux venins; on peut noter
les mêmes faits, assister aux mêmes lésions, aux
mêmes troubles fonctionnels. La piqûre d'une
guêpe, d'une abeille n'occasionnera que des désordres locaux; le venin du crotale tuera l'individu.

Au sujet des éruptions cutanées, on peut également voir quelle distance immense sépare une
simple lésion locale d'un état morbide général.
La variole est-elle à comparer au prurigo, à la
gale, sous le rapport pathologique, étiologique,
thérapeutique? Mille fois non. Pour prévenir la

variole, il faudra un spécifique portant sur toute
l'économie; l'éruption déclarée, il faudra pour la
combattre un traitement général. Pour prévenir
la gale, le prurigo, de simples moyens de pro-
preté; pour les combattre, un traitement tout-à-
fait local.

Arrivons à des affections locales très-fréquentes
et très-communes à observer. Une bronchite, une
laryngite sont-elles des maladies? Elles le seront
le jour où la nutrition, la vie végétative sera troublée dans son ensemble. Tant que la lésion et le
trouble fonctionnel sont limités à l'organe affecté,
il n'y a pas plus maladie que pour une orchite,
une entorse et la gale. Aussi que d'individus at-
teints de stomatite, de pharyngite, de laryngite, de bronchite, qui ne discontinuent pas de
vaquer à leurs affaires! Ils ne se sentent pas malades, ils ne veulent point de médecin. Lorsque
la lésion locale retentit sur l'organisme tout entier, ils réclament alors le secours de notre art.

Les toxicologistes ont parfaitement compris la
différence qui existe entre la maladie et l'affection,
entre l'état morbide général, constitutionnel et
une simple lésion locale. Aussi ont-ils divisé les
poisons en poisons à action générale et à action
locale. La soude, la potasse, le nitrate d'ar-

gent, etc., sont-ils à comparer sous le rapport de leurs effets produits dans l'organisme à ceux de la digitale, de la nicotine, du curare?

Nous l'avons déjà dit, et nous ne cesserons trop de le répéter, car là est le nœud gordien de la médecine : tout dans la nature a son contraire, et précisément c'est ce contraire qui nous sert à différencier les choses, à nous les faire juger. Si la mort nous fait connaître la vie, la santé doit servir à nous faire apprécier la maladie. Si la mort est le contraire de la vie, la santé doit être le contraire de la maladie. Comme M. Piorry, nous n'admettons pas les maladies *sine materiâ ;* nous ne pouvons pas concevoir que, faisant abstraction de l'organisme, on puisse se servir d'un fétiche pour expliquer les désordres pathologiques; nous rejetons d'emblée le spiritisme théologo-métaphysique qui ne devrait avoir sa raison d'être que dans les séminaires ; mais, contrairement à lui, nous reconnaissons la maladie comme un état général, atteignant l'organisme dans son ensemble, dans la double propriété générale d'assimilation et de désassimilation, propriété fondamentale de toute vitalité.

Ce professeur ne veut pas accepter l'unité morbide, parce que cette unité s'oppose à la classification des maladies et conduit à traiter des unités morbides désignées, par un traitement unique, au lieu d'avoir recours à une thérapeutique dans ses rapports avec les causes, les degrés et la nature des affections.

Certainement, M. Piorry a raison de tenir ce langage, si l'unité de la maladie, sa conception reposent sur une affectabilité d'un automate imaginaire; car on néglige alors les phénomènes organiques, pour s'en rapporter à un fétiche propre à annihiler le rôle du médecin. Il se récrie avec justesse contre cette unité morbide fictive, car l'affection comprise au point de vue barthézien ne s'oppose pas seulement à une classification véritable, scientifique des maladies, mais en produit une des plus étranges, des plus fantastiques, si fantastique qu'on se demande parfois si ce sont des médecins qui peuvent en être les créateurs. Qu'on lise la page CLXXI de l'introduction de l'ouvrage de M. Lordat, en réponse aux objections faites par le père Ventura à la doctrine vitaliste, on pourra juger à quelles déplorables partitions médicales amène l'adoption des en soi. On verra le somnambulisme, le magnétisme animal expliqués par la doctrine d'alliance, la coopération simultanée de l'âme et de la force vitale.

Mais si l'unité morbide comprise à un point de vue ontologique s'oppose à toute classification rationnelle des maladies, si elle ne sert trop souvent qu'à ridiculiser la pathologie et à donner une créance, un appui aux faits surnaturels, miraculeux ; si elle ruine l'οὐδὲν ἄνευ φύσιος γίγνεται, la manière d'envisager les maladies d'après l'école organicienne conduit à des résultats déplorables : déplorables au point de vue étiologique, car on ne tient aucun compte de la nature humaine, de l'homme dans ses rapports avec les milieux ; déplorables au point de vue pathologique, car on scinde, on divise à l'infini les maladies ; enfin plus déplorables encore au point de vue thérapeutique, car on arrive à un traitement des plus empiriques, à l'emploi de ces drogues, de ces recettes qui émaillent la quatrième page des gazettes politiques et trop souvent celle des gazettes médicales.

Si M. Piorry avait tenu compte de la nature humaine, s'il avait pris en considération l'unité vitale, il n'aurait pas produit sa classification pathologique ; il n'aurait pas eu recours à tant de recettes empiriques ; il n'aurait pas fait usage des inhalations iodées pour guérir la phthisie pulmonaire ; il aurait compris que cette maladie, produite le plus ordinairement par le froid continu,

la misère, ne pouvait s'amender que par le bien-
être; qu'aux phthisiques il ne leur fallait pas des
hôpitaux et des médicaments, mais surtout de
l'air, de la lumière, une bonne alimentation, de
chauds vêtements; il aurait saisi que l'iode, loin
d'arrêter la marche fatale de cette maladie de
l'indigence, en précipitait l'issue funeste. Mais,
pour voir ces choses, les comprendre, les saisir,
il faut prendre en considération la vie. Or, comme
à Broussais, la vie a échappé à M. Piorry; il ne
voit que des organes et des fonctions isolés, et non
la nature humaine.

« Qu'est l'observation, si l'on ignore là où siège
le mal? » Cette phrase de Bichat, répétée à satiété par les adeptes et les apôtres de l'organicisme,
nous devons en tenir grand compte; nous devons
prendre en très-sérieuse considération l'examen
des lésions cadavériques. L'anatomie pathologique
a la même utilité que l'observation des faits accomplis en politique; nous pouvons en retirer de
grands enseignements pour l'art médical; mais
cela ne suffit pas et ne doit pas être la boussole
unique du médecin. Aux phénomènes finaux, cadavériques, il faut ajouter l'observation des phénomènes vitaux, pathologiques; il faut relier le
présent, le passé, l'avenir; il faut observer atten-

tivement ce qu'a été l'homme, scruter dans quelles conditions il a vécu, s'enquérir de ce qu'il souffre, et éclairer la symptomatologie des lésions cadavériques. Étiologie, symptomatologie, anatomie pathologique ne doivent pas être exclusivement prises en considération, mais se subordonner l'une à l'autre. Chacune d'elles doit nous éclairer pour pratiquer un traitement rationnel.

En définitive, si l'on se reporte aux trois doctrines médicales, en dehors desquelles les autres sont tout-à-fait secondaires, il est facile d'apprécier leurs erreurs. L'école stahlienne navigue à pleines voiles sur la mer houleuse de la croyance, non pas d'une croyance librement et spontanément acceptée, mais sur la foi, sur des dogmes imposés qui peuvent avoir leur raison d'être dans un séminaire, au sein de la gent cléricale, mais non dans une faculté de médecine et au sein d'hommes instruits; la foi des Beni-Israël modernes n'ayant rien à voir avec le savoir.

L'école vitaliste, comme sa sœur aînée, a sa base dans l'ontologisme. Elle vit de notions théologiques; elle les raisonne, tout en ayant soin de ne pas les heurter; bien plus, elle les discute pour les consolider. La science doit donc passer outre et l'envisager comme le protestantisme qui,

loin de saper la théologie, n'a fait que la préserver
pendant des siècles d'une destruction inévitable.

Quant à la doctrine organicienne, elle n'a pas
plus sa raison d'être que le vitalisme et le stahlianisme. Ses adeptes, tout en se moquant de l'a-
nimisme, en ridiculisant la doctrine barthézienne,
tombent dans l'ontologisme le plus outré, et sont
des spirites par excellence. Ils reconnaîtront la
création de notre corps, les uns avec M. Piorry,
par l'âme, les autres avec M. Rostan, par Dieu;
l'organisme créé, tous, sans aucune exception,
feront dépendre les phénomènes physiologiques
et pathologiques de fétiches coopérant avec la
matière organisée; tous admettront des propriétés
greffées sur nos tissus, propriétés inconcevables,
nullement fondamentales, anti-logiquement exprimées, comme l'a fait très-bien remarquer le vénérable M. Lordat. De là une conception mes-
quine, fausse, restreinte, fétichique de la vie;
de là point d'idée exacte, positive, rationnelle
de la santé et de la maladie; une pathologie
cnidienne, trop souvent fictive; une thérapeutique de drogues, de recettes pharmaceutiques
sans nombre. C'est une justice qu'il faut rendre aux animistes et aux vitalistes; ils ont
compris la vie à un point de vue unitaire, mais

malheureusement ontologique. Aussi, ôtez leurs en
soi, leurs facultés occultes, vous retrouvez notre
doctrine médicale. L'art médical ne sera plus fondé
sur le théologisme, la métaphysique, un jargon
de mots ridicules, mais sur le savoir. Il sera simple, jamais superstitieux, ontologique; il se déga-
gera d'une pharmacopée immense, nuisible quelquefois, toujours trop dispendieuse.

Que le moyen-âge ait eu une doctrine théologo-
médicale, nous le comprenons; que cette doctrine
se soit transformée en vitalisme, de même que le
protestantisme soit issu du catholicisme, nous le
saisissons; mais ce que nous ne comprenons plus,
c'est que la science biologique serve aujourd'hui
à étayer une doctrine organicienne qui se sert du
savoir pour fortifier l'empirisme et nous ramener
au siècle des asclépiades. Considérer la vie comme
un échange perpétuel d'éléments entre l'être organisé et les milieux, la santé comme une harmonie
de cette mutation d'éléments, la maladie comme
une rupture de cet échange, la mort comme sa
destruction; prévenir les maladies par l'hygiène,
la prévoyance et le bien-être, rendre le traitement
des maladies aussi simple que possible, le fonder
sur la connaissance de notre économie, abandonner toute explication théologique, métaphysique;

ne pas perdre de vue que les maladies bénignes sont infiniment plus nombreuses que les maladies graves, et guérissent le plus souvent par le seul effet de notre organisme, tel doit être désormais le but du médecin.

BIBLIOTHÈQUE IMPÉRIALE

www.ingramcontent.com/pod-product-compliance
Lightning Source LLC
Chambersburg PA
CBHW071443050526
44396CB00005BB/885